KB267422

세상에서
가장 쉬운
뇌과학 수업

일러두기

* 이 책에서는 감수자가 각 장 말미의 각주를 통해 주요 용어를 보충·보완 설명하고, 국내 최신 뇌과
 학 연구 동향도 함께 소개했습니다.

세상에서 가장 쉬운 뇌과학 수업

모나이 히로무 지음 | 김정환 옮김 | 이슬기 감수

더숲

들어가며

인간의 마음만큼 불가사의한 것은 없다. 우리는 일상에서 일어난 사건 하나하나에 일희일비하고, 훌륭한 예술 작품이나 자연 경관을 접하면 감동받는다. 다른 사람의 말이나 행동에 화가 나기도 하고, 좌절을 맛보기도 하며, 의욕을 잃기도 한다. 반면에 실패를 양식으로 삼아 한층 더 분발하기도 한다. 어린 시절 즐거웠던 추억에 젖어들 때가 있는가 하면, 먼 미래의 꿈을 향해 끊임없이 노력하기도 한다. 이런 지극히 인간다운 마음의 활동은 어떻게 생겨날까?

현대 과학에서는 '뇌'가 마음을 만들어 낸다고 여긴다. 뇌가 있기에 우리는 학습하고, 기억하며, 예측하고, 정신없이 변하는 환경에 적응하며 살 수 있다. 그뿐만 아니라 우리가 복잡한 사회를 형성하고, 예술을 이해하며, 희로애락 같은 감정을 만들어 내고, 인간이란 무엇인가 하는 심오한 의문에 대해 고민하고 토론할 수 있는 것도 뇌 덕분이다. 그렇기에 인간은 끊임없이 과학을 발전시켜 우주로 날아가고, 생명의 신비를 밝혀내며, 뇌를 인공적으로 조작하거나 아예 뇌 자체를 만들려고 한다.

그렇다면 뇌는 어떻게 이런 복잡한 마음의 활동을 만들어 낼까? 그 수수께끼에 매료되어 뇌과학자가 된 나는 그것을 밝혀내기 위해 노력해 왔다. 그러나 최첨단 뇌과학 연구를 접하고는 우리가 뇌에 관해 무지하다는 사실을 알게 되었다. 이것은 연구자들이 게으름을 부려서가 아니다. 그만큼 뇌가 복잡하고 다루기 어렵다는 의미다. 현재 뇌 연구에 막대한 예산이 투입되고 있으며, 의학과 생물학, 물리학, 정보학 등 수많은 분야 연구자들이 협력하며 연구에 힘쓴 덕분에 매일 새로운 발견이 보고되고 있다. 그럼에도 우리는 아직 뇌에 관해 아는 것이 거의 없다.

최근 들어 AI(인공지능)라는 말을 자주 듣는다. 이런 흐름 속에서 언젠가는 AI가 인간의 능력을 월등히 초월해 인간의 직업을 전부 빼앗지 않겠느냐, 언젠가는 인간이 AI의 노예가 되는 것 아니냐며 인간의 존재 가치를 되묻는 논의가 주목을 모으고 있다.

나는 고등학생 시절 자원봉사 활동의 일환으로 또래 중증 지적 장애 학생과 하루를 함께 보낸 뒤 '인간이란 무엇인가?'라는 문제에 대해 고민하게 되었다. 중증 지적 장애 학생은 나와 크게 다를 것이라는 편견이 있었는데, 실제로 만나 보니 다르다는 느낌을 받지 못했기 때문이다. 그 답을 얻으려고 수많은 책을 읽어 봤으나 이렇다 할 답을 얻지 못했다. 그런데 그 답이 뇌와 관련 있을 것이라는 확신이 들어 직접 그 수수께끼를 밝혀 내기 위해 뇌 연구의 길로 들어섰다.

이 책에서는 현재까지 밝혀진 최신 뇌과학 지식 중에서 특히 재미있다고 느낀 내용을 엄선해서 소개할 것이다.

1교시에서는 뇌란 무엇인지 소개하고, 2교시에서는 지금까지 뇌 연구가 어떤 방법으로 어떻게 진행되어 왔는지 소개하며, 3교시에서는 최근 제기되어 아직 평가가 확정되지 않은 따끈따끈한 학설을 바탕으로 '뇌를 조종한다'와 같이 가슴 두근거리는 미래에 관해 소개할 것이다. 또한 이런 지식들을 바탕으로 '인간이란 무엇인가?'라는 질문에 대한 내 생각도 이야기하려 한다.

당신의 뇌를 올바르게 이해하는 데 조금이나마 도움이 되기를 바란다.

뇌라는 미지의 세계로 떠나는 가장 친절한 안내서

'뇌과학'이라는 단어는 흔히 어렵고 멀게만 느껴집니다. 시중의 뇌과학 서적들이 대개 지나치게 전문적이거나 학술적인 탓도 있겠지요. 하지만 이 책 《세상에서 가장 쉬운 뇌과학 수업》은 그런 막연한 부담감을 단숨에 허뭅니다. 복잡한 용어에 매몰되는 대신 흥미로운 질문으로 문을 열고, 과학이 우리 삶과 얼마나 밀접한 이야기인지를 명료하게 보여줍니다.

책은 총 3교시에 걸쳐 뇌의 구조와 기능, 연구의 역사, 그리고 인간의 무한한 가능성까지 폭넓게 조명합니다. "하품은 왜 전염될까?", "뇌는 생각하기 전에 이미 움직인다"와 같이 호기심을 자극하는 주제들은 읽는 내내 지적 즐거움을 선사합니다. 난해하게만 들리던 신경세포나 감정의 메커니즘도 저자의 매끄러운 설명을 따라가다 보면 자연스레 이해되고, 어느 순간 '이것이 바로 나의 뇌 이야기구나' 하는 깊은 통찰에 이르게 됩니다.

특히 임상 현장에서 다양한 케이스를 접하는 저의 입장에서도, 뇌파에 대한 내용을 이토록 명쾌하게 풀어낸 점이 무척 반가웠습니다. 최근 의학계에서 주목받는 뉴로모듈레이션(신경조절) 기술을 심도 있게 소개한 대목 또한 인상적입니다. 이러한 내용들은 단순한 지식 습득을 넘어, 실제 우리 삶과 비즈니스, 교육 현장에서 뇌과학이 어떤 실천적 가치를 지니는지 여실히 보여줍니다.

이 책은 뇌과학을 처음 접하는 학생 등의 입문자는 물론, 인간 본성을 깊이 탐구하고자 하는 성인 독자 모두에게 최고의 안내서가 될 것입니다. 이 책을 읽다 보면, 우리 뇌에 숨겨진 기능을 아는 것이 결국 '나 자신'을 면밀히 이해하는 열쇠임을 깨닫게 될 것입니다.

차례

뇌에 관해 좀 더 알고 싶다!

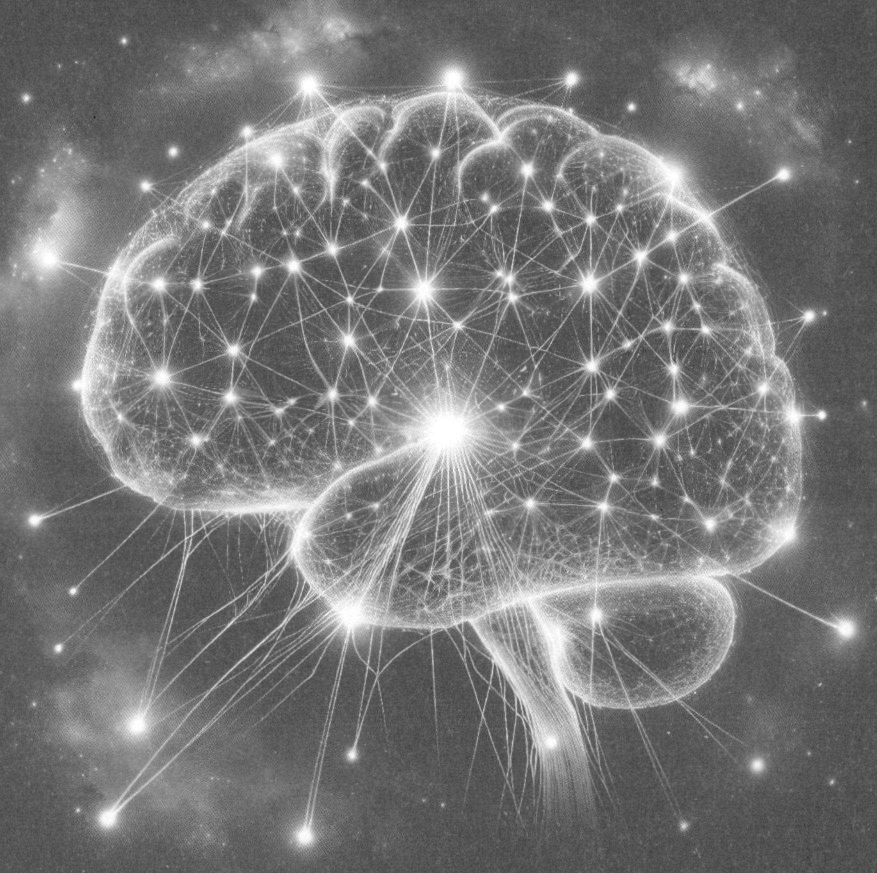

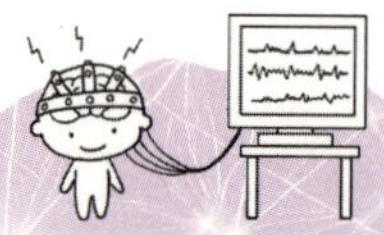

죽은 줄 알았던 뇌가 되살아났다?

뇌가 살아 있다는 것은 무슨 의미일까?

2019년 미국 예일대학교 연구자들이 충격적인 연구 결과를 발표했다.* 연구실 근처에 있는 식육 가공장에서 죽은 지 네 시간 정도 지난 돼지의 뇌를 얻어 와 실험실의 특수한 용액에 담 갔더니 되살아났다는 내용이었다.

과거에는 심장이나 호흡의 정지를 생물의 죽음으로 정의했 다. 그러나 의학의 발전으로 심장 마사지 등 심폐 소생술이 등 장하면서 심장이나 호흡의 정지가 불가역적인 죽음이 아니라, '뇌사'가 인간의 진정한 죽음이라고 생각하게 되었다. 그런데 일단 죽었다고 생각했던 뇌가 되살아났다면 뇌사조차 인간의 죽음에 대한 정의가 아닌 셈이다. 죽음에 대한 정의는 아직 결론 나지 않은 채 논쟁이 계속되고 있다.

예일대학교 연구에서는 뇌가 되살아나긴 했지만 단순히 뇌세포가 화학 반응을 시작한 정도였다. 연구자들은 돼지의 뇌가 의식을 되찾기라도 하면 큰 문제라고 여겨 세심하게 돼지를 마취했다고 한다.

단순히 뇌세포가 활동을 재개한 것만으로는 의식을 되찾았다고 할 수 없는 모양이다. 그렇다면 의식이 있는 뇌란 대체 어떤 상태일까? 그리고 뇌가 살아 있는지 죽었는지 어떻게 판정할까? 물론 인간은 무엇인가 물어보면 반응을 보인다. 동물은 그러지 못하기 때문에 소리나 빛에 반응해서 움직이는 것 등을 지표로 삼는다.

다른 움직이는 장기와 비교할 때, 뇌는 어떤 활동을 하고 있는지 겉으로 알 수 없다. 예를 들어 심장은 두근두근 뛰는 것을 보면 무엇인가 펌프 같은 활동을 한다고 추정할 수 있다. 그런데 뇌는 두개골을 열어 봐도 기름 덩어리뿐이어서 전혀 알 수 없다. 잘게 썰어서 살펴봐도 그 안에 액체가 채워져 있어 어떤 활동을 하는지 추정하기 어렵다.

사실 먼 옛날에는 뇌를 단순히 액체를 식히기 위한 장치로 생각하기도 했다. 지금은 뇌가 온몸의 사령탑 역할을 비롯해 마음의 활동에도 관여한다고 생각하는 연구자가 대다수이지만, 예전에는 오랫동안 심장이나 자궁 등을 마음의 거처로 생각해 왔다.

소형 인공 뇌

현재는 뇌의 전기적 활동인 뇌파의 유무를 기준으로 뇌가 살아 있는지 죽었는지 판단한다. 뇌는 심장이나 근육과 마찬가지로, 활동할 때 전기를 발생시킨다. 따라서 건강 진단을 할 때 심전도를 측정하듯이, 뇌에 전극을 붙여 뇌파를 측정할 수 있다. 뇌파는 뇌가 살아서 건강하게 활동할 때 나타나는 신호다.

만약 뇌파가 측정되지 않으면 그 뇌는 활동하지 않는 셈이다. 이것은 몇 가지 뇌사 판정 기준 중 하나다. 그렇다면 그 반대도 성립할까? 즉 뇌파가 측정된다면 그 뇌는 반드시 살아 있다고 할 수 있을까?

최근 들어 시험관 속에서 인공 장기를 발생시키는 기술이 발전함에 따라 인공 심장이나 인공 창자 등 마치 실제로 살아 있는 것처럼 움직이는 다양한 장기가 탄생하고 있다. 예를 들어 인공 심장은 실제로 박동한다. 이런 인공 장기를 오가노이드 (organoid)라고 부른다.

뇌 또한 예외가 아니어서, 소형 인공 뇌가 시험관 속에서 탄생했다. 세계 각지에서 탄생한 소형 인공 뇌도 겉모습뿐만 아니라 뇌 특유의 활동, 즉 뇌파를 발생시키는 능력을 획득하고 있다. 실제로 수년 전에는 태아와 같은 뇌파가 측정되어 큰 화제가 되었는데, 이후 유아, 아동과 같은 뇌파 상태로 진화를 거듭하고 있다. 어쩌면 이미 어떤 연구실에선가 성인 못지않은 뇌파를 발생시키는 소형 인공 뇌가 탄생했을지도 모른다.

다시 생각해 보자. 이 뇌는 살아 있다고 할 수 있을까?

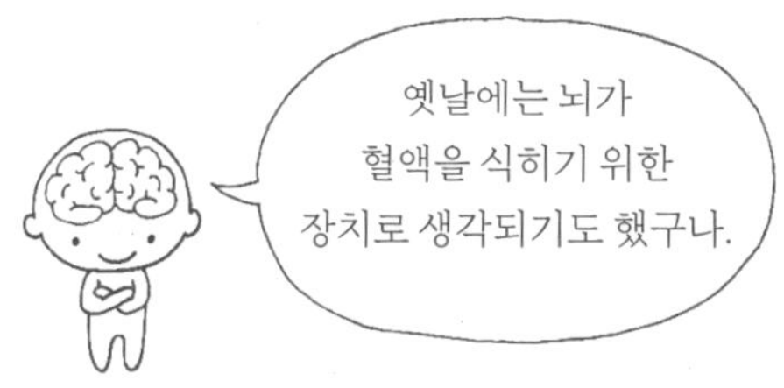

---

* Vrselja, Z., Daniele, S. G., Silbereis, J. et al.,
  "Restoration of brain circulation and cellular functions hours post-mortem",
  Nature(2019).

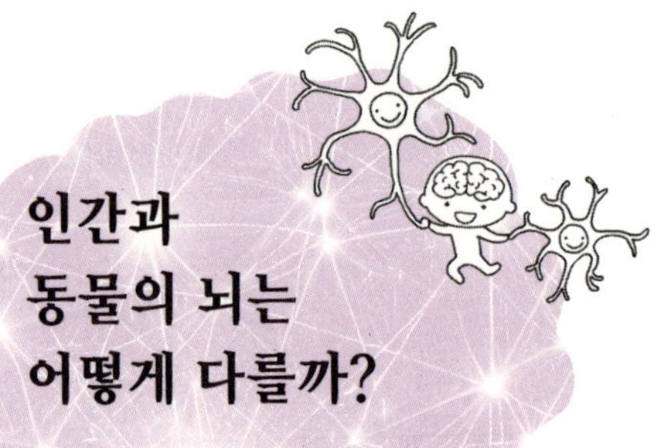

인간과 동물의 뇌는 어떻게 다를까?

뇌는 1,300그램의 지방 덩어리

뇌는 어떻게 생겼을까? 그리고 어떤 일을 할까?

겉모습만 봐서는 뇌가 어떤 활동을 하는지 알 수 없다. 먼저 뇌가 어떻게 생겼는지 알아보고 특징에 대해 살펴보겠다.

뇌의 무게는 성인 기준 약 1,300그램으로 알려져 있다. 머리가 무거운 것은 뇌 때문이다. 뇌의 주성분은 거의 지방이며, 모세혈관이 구석구석까지 연결되어 있다. 뇌 자체는 두부나 푸딩처럼 굉장히 물렁물렁하며, 두개골 속에서 무색투명한 액체에 담겨 있다.

뇌의 겉모습

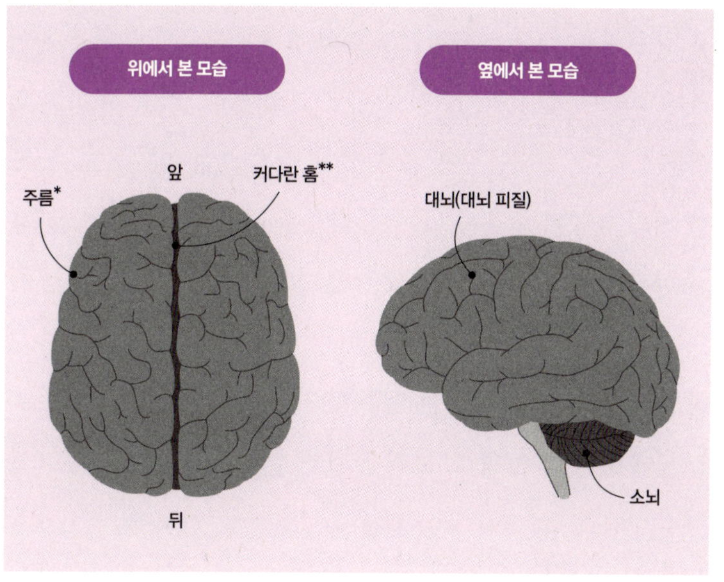

잘 알려져 있듯이, 인간의 뇌에는 주름이 많다. 주름이 많을수록 머리가 좋다는 이야기도 있는데, 그것은 오해다. 여러 동물의 뇌를 살펴보면, 족제빗과 동물인 페럿의 뇌에는 주름이 있지만, 인간과 같은 영장류인 비단마모셋의 뇌에는 주름이 없다. 따라서 뇌의 주름은 그저 두개골의 크기에 대한 뇌의 표면적 차이일 뿐이다.

다양한 포유동물의 뇌를 위에서 내려다보면 비슷한 부분과 다른 부분이 있다.

비슷한 점으로는 어떤 동물의 뇌든 우뇌와 좌뇌를 나누는 크고 깊은 홈이 있고 신기하게도 뒤쪽에 오글오글한 부위가 붙어 있다. 이 부위를 '소뇌(cerebellum)'라고 하는데, '작은 뇌'라는 의미는 아니다. 소뇌는 운동을 학습할 때 중요한 역할을 한다. 또한 뇌의 표면에 주름이 있는데, 좌우로 나뉘어 있는 부분을 '대뇌 피질(cerebral cortex)'이라고 부른다.

다른 점으로는 뇌의 크기를 들 수 있다. 몸집이 크면 뇌도 크다. 그래서 코끼리의 뇌는 인간보다 3~4배나 크고, 생쥐나 시궁쥐의 뇌는 매우 작다. 그러고 보면 인간의 뇌는 몸집에 비해 큰 편이다.

뇌는 역시 놀라운 장기

모든 동물의 뇌가 비슷한 구조라는 것이 신기하다. 그렇다면 뇌는 어떤 일을 할까?

뇌는 한마디로 온몸의 사령탑 역할을 한다. 몸을 움직이려고 할 때 근육에 지령을 내리는 것이 뇌의 역할이다. 뇌는 신호를 보내는 것뿐만 아니라, 신호를 받는 역할도 한다. 무엇인가를 보거나 듣거나 만져서 느낀 감각은 전부 뇌에 보내지며, 뇌는 그것이 어떤 의미인지 해석해 다음 행동을 결정한다. 예를 들어 그 감각이 위험을 알리는 것이라면 근육에 재빨리 지령을 내려 피하거나 도망치는 등 적절한 동작을 하게 한다.

뇌는 마음에도 관여한다. 무엇인가를 보거나 들었을 때, 혹은 떠올렸을 때 생겨나는 희로애락 역시 뇌가 정보를 처리한 결과다. 기억을 축적하거나 새로운 것을 학습하는 것, 다음에 일어날 사건을 예측하는 것도 뇌가 하는 일이다. 배가 고프다거나 목이 마르다는 본능적인 충동부터 타인을 배려하는 마음, 먼 미래를 내다보고 계획을 세워 노력하려는 생각까지 전부 뇌의 활동이 만들어 낸 결과물이다.

두개골 속에 있는 무게 1,300그램의 지방 덩어리는 이처럼 참으로 많은 일을 한꺼번에 하는 놀라운 '장기'다.

---

* 추가로 설명하자면, 이 주름을 만드는 파인 홈 부분은 밭의 움푹 파인 부분을 고랑이라고 하듯이 뇌의 고랑(sulcus)이라고 한다. 뇌의 고랑은 서로 다른 피질 영역(전두엽, 두정엽, 측두엽, 후두엽 등)을 나누는 경계선 역할을 한다.
** 좌뇌와 우뇌 사이 홈(longitudinal fissure)을 말한다.

뇌는 소중하게 보호받고 있다

엄중하게 보호받는 뇌

뇌는 매우 중요한 장기다. 인체에서 뇌만큼 엄중하게 보호받는 장기는 없다. 심장을 보호하는 늑골은 틈새투성이의 뼈인데 비해, 뇌를 보호하는 두개골은 단단하기 그지없다. 두개골은 어지간한 충격으로는 깨지거나 부러지지 않는다.

두개골을 덮고 있는 두피에서는 머리카락이 나는데, 체모는 본래 체온을 유지하거나 쏠림 또는 충격으로부터 피부를 보호하는 역할을 한다. 이로써 머리가 얼마나 소중하게 보호되고 있는지 엿볼 수 있다.

뇌는 두개골 속에서 무색투명한 '뇌척수액'에 담겨 있다. 마치 물속에 담긴 채 팔리는 두부와 같은 상태라고 할 수 있다. 충격을 흡수하기 위해서다. 뇌척수액의 놀라운 역할에 관해서는 〈뇌 속을 흐르는 물은 어떤 일을 할까?〉(142쪽)에서 소개하겠다.

이처럼 뇌는 견고하게 보호받고 있다. 그뿐만 아니라 두개골 속에 있는 뇌척수막이라는 3층 구조의 막도 뇌를 보호한다. 삶은 달걀의 껍데기를 벗겼을 때 나타나는 얇은 껍질 같은 것을 상상하면 이해하기 쉬울 것이다. 다만 그보다 조금 더 두꺼워, 뇌의 표면이 보이지 않을 정도다. 뇌척수막 위에도 혈관 등이 있다.

뇌척수막은 위에서부터 경막, 지주막(거미막), 연막으로 불린다.

경막하 혈종이나 지주막하 출혈이라는 질환을 들어 본 적이 있을 것이다. 경막이나 지주막에서 출혈이 발생하면 혈액이 밖으로 나가지 못하고 머무르면서 뇌 조직을 압박하기 시작해 뇌 조직에 혈액이 운반되지 않아서 장애를 일으킨다. 운동을 관장하는 뇌 부위에 장애를 일으키면 운동 기능 장애, 언어를 관장하는 부위에 장애를 일으키면 언어 장애와 같은 심각한 후유증을 남긴다.

그래서 이런 부위에 출혈이 발생하면 신속히 혈액을 제거해 뇌 조직을 압박으로부터 해방시켜 줘야 한다.

경막과 지주막, 연막과 뇌 표면은 딱 붙어 있어 구분이 안 된다. 다행히 지주막과 연막 사이에 지주막하강이라는 공간이 있는데, 그곳으로 뇌척수액이 흐른다.

이와 같이 여러 겹을 통과해야만 비로소 뇌 조직에 도달할 수 있다.

알코올은 통과시키고, 중요한 약은 통과시키지 않는다

뇌는 물리적으로만 보호받는 것이 아니라, 화학적으로도 엄중히 보호받는다.

뇌를 화학적으로 보호하는 구조를 '혈액 뇌 관문'이라고 부른다.* 관문이라고 하면 엄격한 문지기가 지키고 서서 쉽게 통과시키지 않는 모습을 떠올리기 쉬운데, 뇌 관문은 그런 것이 아니다. 뇌에 출입하는 모든 모세혈관을 감시하면서 불필요한 것이 들어오지 않게 하는 방식을 말한다.

혈액에는 여러 가지가 녹아들어 있다. 음식물을 소화한 뒤에너지가 되는 포도당이나 아미노산, 지질 등이 대표적이다. 약도 먹으면 혈액에 녹아 온몸으로 운반된다. 알코올이나 카페인

엄중하게 보호받는 뇌

물질적으로 보호하는 구조
피부
골막
두개골
뼈에는 무수한 구멍이 존재
경막
지주막
연막
뇌척수막
뇌척수액이 흐름
뇌 표면
뇌실질
+
화학적으로 보호하는 구조
혈액 뇌 관문(뇌 혈관 장벽)
모든 모세혈관을 감시해,
뇌에 들어오면 곤란한 화학 물질을 차단한다.

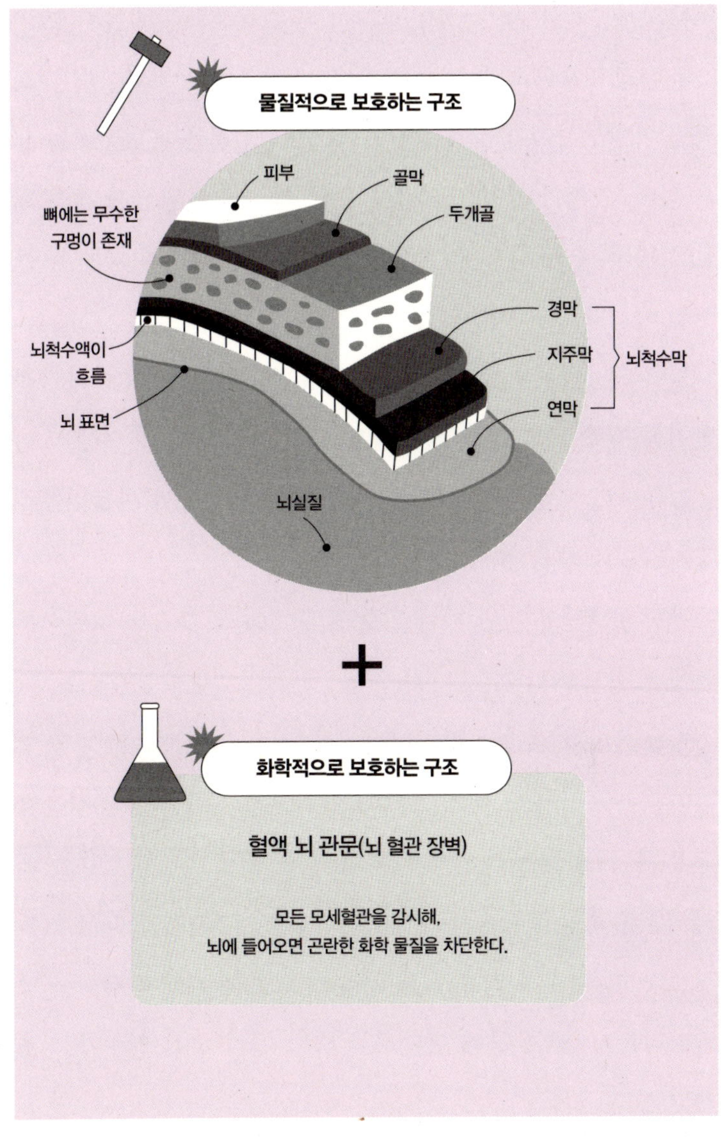

이 '효과'를 발휘하는 것 또한 혈액을 통해 뇌에 도달하기 때문이다.

화학 조미료에도 들어 있는 감칠맛 성분인 글루탐산이 대표적인 아미노산이다. 글루탐산은 뇌 속에서 흥분을 전달하는 일을 한다. 그러나 만약 음식물에 들어 있는 글루탐산이 직접 뇌로 가면 뇌가 계속 흥분 상태가 되어 경련이 멈추지 않는 등 큰일이 생긴다.

혈액 뇌 관문(뇌 혈관 장벽)은 글루탐산 같은 물질을 차단해 혈액을 통해 뇌로 들어가지 않도록 하는 것이다. 반면에 뇌의 유일무이한 에너지 성분인 포도당은 적극적으로 받아들이려는 메커니즘이 작용한다.

약도 선택받은 것만 지나갈 수 있다. 그런데 중요한 약일수록 뇌에 보내기 어렵다.

예를 들어 기껏 알츠하이머병에 효과 있을지 모르는 약을 발명하더라도 그것을 뇌에 전달하는 과제를 해결해야만 사용할 수 있다. 그렇다 보니 약학 연구 분야 중 약을 뇌에 전달하는 메커니즘을 전문적으로 연구하는 '약물 전달' 분야가 따로 있을 정도다. 현재 매우 작은 나노 캡슐에 담아서 뇌에 전달하는 방법이라든가, 코를 통해 전달하는 방법 등 다양한 연구가 진행되고 있다.

반면에 알코올이나 카페인, 니코틴, 마약 등과 같이 뇌에 전달되지 않았으면 하는 물질은 잘 전달되니 참으로 얄궂다.

이상과 같이 뇌는 몸의 다른 부위와 격리된 존재라고 할 수 있다.

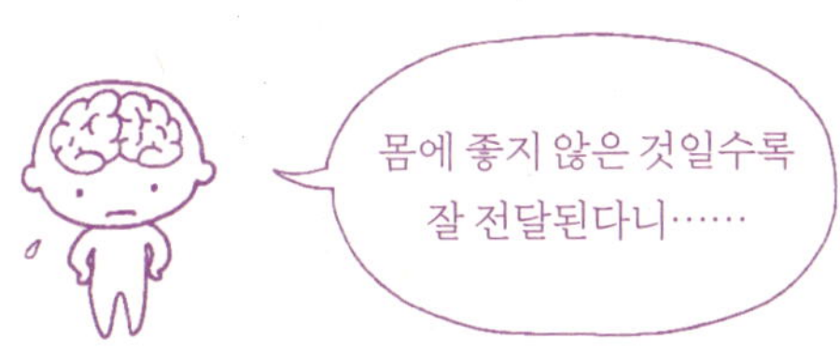

* 국내에서는 영어 표현에 맞추어 '뇌 혈관 장벽' 혹은 '혈액-뇌 장벽(blood-brain barrier)'이라고 부른다.

색이나 소리도
뇌가 만든 환각이다?

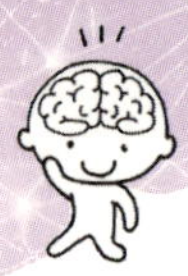

뇌에 전달되는 것은 신호뿐

우리가 보는 색이나 듣는 소리는 뇌가 만들어 낸 환각이며 실제로 존재하지 않는다고 하면, '대체 무슨 허무맹랑한 소리야?'라고 생각하는 사람이 많을 것이다.

사실 색은 전자기파의 파장 중 하나이며, 소리는 공기의 진동에 불과하다. 우리의 눈과 귀가 그것을 받아들여 뇌에 전달하고 뇌가 해석한 결과 색이나 소리가 보이거나 들린다고 여기는 것이다.

사물이 보인다, 소리가 들린다, 맛이 난다, 냄새가 난다, 감촉

이 느껴진다와 같이 몸으로 체득하는 감각을 일반적으로 '오감'이라고 한다. 이런 감각을 각각 시각, 청각, 미각, 후각, 촉각이라고 부른다. 이들 감각이 눈, 귀, 혀, 코, 피부와 같은 전문 기관에 수용되면 각 기관은 그 신호를 전기 신호로 변환해 뇌로 보낸다.

뇌는 이렇게 전달된 신호를 바탕으로 세계를 재구축한다고 알려져 있다. 그러나 전부 보이는 것은 아니다.

예를 들어 눈에는 맹점(blindspot)이라고 부르는, 시신경의 정보를 뇌로 보내는 구조상 어쩔 수 없이 빛을 느끼지 못하는 부분이 있다. 그런데 우리는 왜 시야에 결여된 부분이 있다는 느낌을 전혀 받지 못할까? 이것은 사실 뇌가 보이지 않는 부분을 제멋대로 보완하기 때문이다.

우리가 색을 느낄 수 있는 것은 초점이 가장 잘 맞은 시야의 중심뿐이라는 사실도 밝혀졌다. 이 부위에는 빨간색, 초록색, 파란색에 각각 감수성이 높은 시세포가 있어 색이 보이지만, 주변 시야라고 부르는 부분에는 단순히 빛의 명암을 느끼는 세포만 존재해 색을 느끼지 못한다. 그러나 시야 가장자리에서도 색을 느끼는 사람이 나만은 아닐 터인데, 이 또한 뇌가 멋대로 보완한 결과물이다.

이처럼 뇌는 주어진 정보를 바탕으로 추측해 세계를 만들어

뇌는 추측을 통해 세계를 만들어 낸다

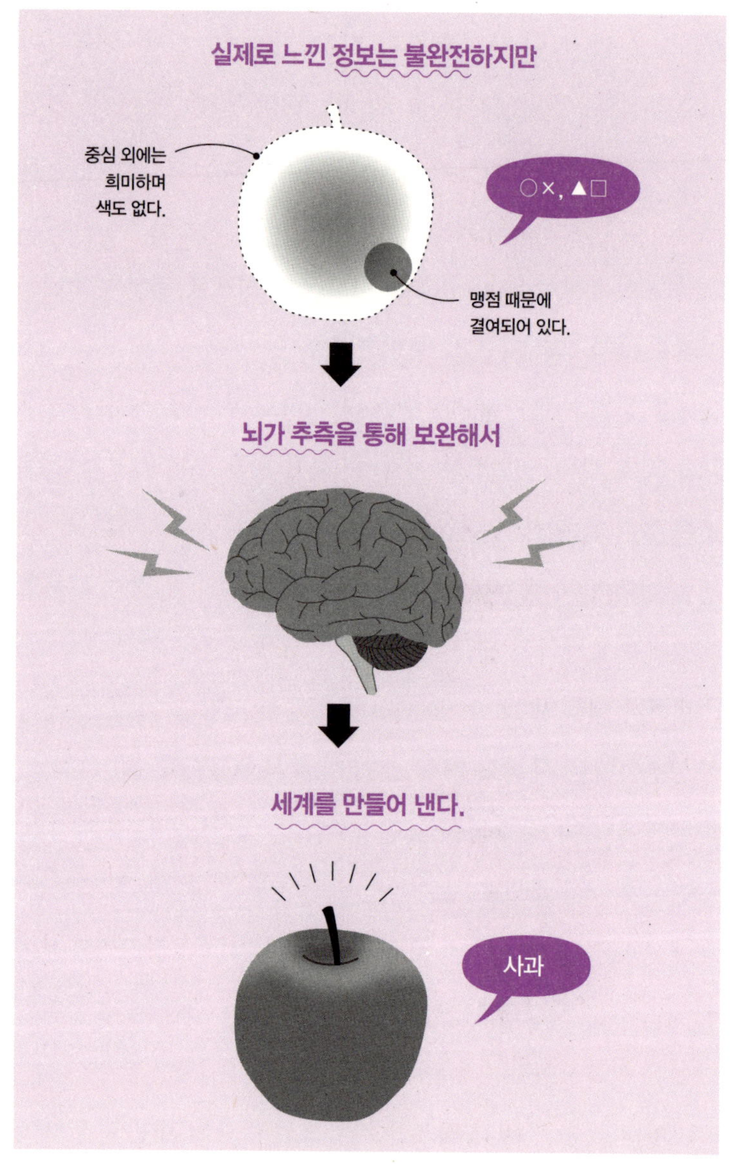

낸다. 따라서 뇌의 수만큼 현실이 존재한다고 해도 과언이 아닐 것이다.

발밑을 내려다보지 않고 걸어도 넘어지지 않는 이유

우리 몸에는 오감 외에도 중요한 감각이 있다. 예를 들어 평형 감각(equilibrioception)은 우리의 몸이 어느 정도 기울었는지 감지하는 중요한 감각이다. 따라서 평형 감각을 잃으면 몸이 자세를 유지하지 못한다. 몸이 휘청거리는 '현기증' 등이 나타나는 것도 평형 감각에 문제가 생겼기 때문이다.* 평형 감각은 귓속에 존재하는 반고리관이 담당한다.

또한 자기 몸의 위치와 자세 등을 알 수 있는 것은 고유 감각(proprioception) 때문이다.** 이 감각 덕분에 우리는 눈을 감고도 물건을 찾을 수 있고, 발밑을 내려다보지 않고도 자연스럽게 걸을 수 있다.

이런 감각들은 온갖 근육과 관절에서 뇌로 끊임없이 보내는 신호를 통해 작동한다. 따라서 이 감각들을 처리하는 뇌 부위에 장애가 발생하면 자기 몸이 자기 것으로 느껴지지 않는다.

밤중에 정체 모를 다리가 침대 안에 들어와 있어 걷어찼더니 자기 몸이 침대 밖으로 굴러떨어진 사례도 있다. 요컨대 이 환자는 고유 감각의 일부가 소실되어 자기 다리를 다른 사람의 다리로 착각한 것이다.

마지막으로, 현재 위나 창자 등의 내장 기관이 어떤 느낌인지 끊임없이 뇌에 전달하는 내장 감각(visceral sense)도 중요하다. 불안 등을 느끼면 배 속 상태가 이상해지는 것도 이 내장 감각과 관계있는 것으로 보인다.***

뇌에서는 모든 정보가 균등하게 처리되는 것이 아니라, 역할이 정밀하게 분담되어 있다.

오감 등의 감각 정보 처리와 운동이나 언어 활동은 대뇌 피질이 맡는다. 운동을 학습하는 것은 소뇌의 역할이다. 들어온 정보를 바탕으로 유쾌함이나 불쾌함, 공포 등을 제어하는 것은 대뇌 변연계(limbic system)가 담당한다.

또한 적절한 운동 선택, 인지 기능 조절에는 기저핵(basal ganglia)이 관여하고, 호흡이나 내장의 움직임 등 생존에 필수적인 활동은 뇌간(brain stem)이 담당한다.

이처럼 뇌가 다양한 일을 처리해 주는 덕분에 우리가 살아갈 수 있는 것이다.

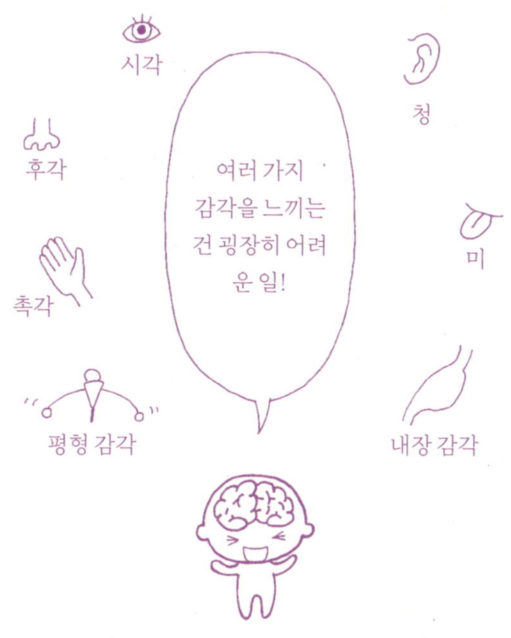

* '이석증'도 대표적인 질환이다. 귀 안에는 작은 돌, 이석이 말랑한 젤 위에 놓여 있기 때문에 고개를 숙이거나 드는 것을 민감하게 알 수 있는데, 귀 안의 작은 돌이 반고리관으로 잘못 들어가면 가만히 있어도 세상이 빙글빙글 도는 것처럼 느껴진다.

** 고유 감각을 고유 수용성 감각이라고도 부른다. 고유 감각에 문제가 생기면 공간에 대한 감각이 부정확해지고 운동 신경도 미성숙한 모습을 주로 보인다. 레고나 종이접기와 같은 활동을 어려워하기도 한다.

*** 내장 감각은 기분(mood)과 직접적인 관련이 있다. 이에 대한 심리학과 뇌과학 연구가 다양하게 축적되어 왔다.

뇌는 몸의
사령탑이다

뇌와 신경

뇌는 몸의 제어도 담당한다. 뇌에서 내린 지령이 몸으로 전해져 목적한 근육을 움직인다.

뇌가 보낸 이런 신호가 전달되는 경로를 '신경'이라고 한다. 전선을 떠올리면 이해하기 쉬울 것이다. 신경통이 심하다든가 치아의 신경 치료를 한다고 할 때의 신경은 감각 신경이며, 흔히 말하는 운동 신경은 뇌에서 몸을 움직일 때 활동하는 신경을 가리킨다.

뇌와 신경은 '신경계'라는 큰 범주에 속한다. 여기에서 '계'는 어떤 활동을 담당하는 일련의 시스템을 가리킨다. 그리고 이 신경계는 크게 중추 신경계와 말초 신경계로 나뉜다.

중추 신경계에는 뇌와 척수가 있다. 척수는 등뼈와 나란히 지나가는 신경 다발로, 뇌가 보낸 지령이나 몸이 보낸 신호 등이 전부 지나간다. 말하자면 뇌와 몸의 접점(인터페이스)이라고 할 수 있다.

말초 신경계는 다시 체성 신경계와 자율 신경계로 나뉜다. 그리고 체성 신경계는 다시 감각 신경계와 운동 신경계로 나뉜다. 감각 신경계는 오감 등을 뇌에 전달하는 신경이고, 운동 신경계는 뇌에서 보낸 지령을 운동 기관이나 분비 기관으로 전달하는 신경이다.

그리고 자율 신경계는 교감 신경계와 부교감 신경계로 나뉜다. 교감 신경계는 몸이 흥분 상태나 각성 상태일 때 우위에 서는 신경으로, 심장이 두근거리거나 소름이 돋거나 근육이 수축할 때 작용한다. 한편 긴장을 풀면 근육이 이완되고 심장 박동이 느려지며 위장의 소화 활동이 좋아지는 것은 부교감 신경계가 작용하기 때문이다.

이와 같이 교감 신경계와 부교감 신경계는 정반대 성질을 지니면서 하나의 장기나 기관을 제어한다.

이들 신경은 근육과 달리 자기 의지로 움직일 수 없어 자율

중추 신경계와 말초 신경계

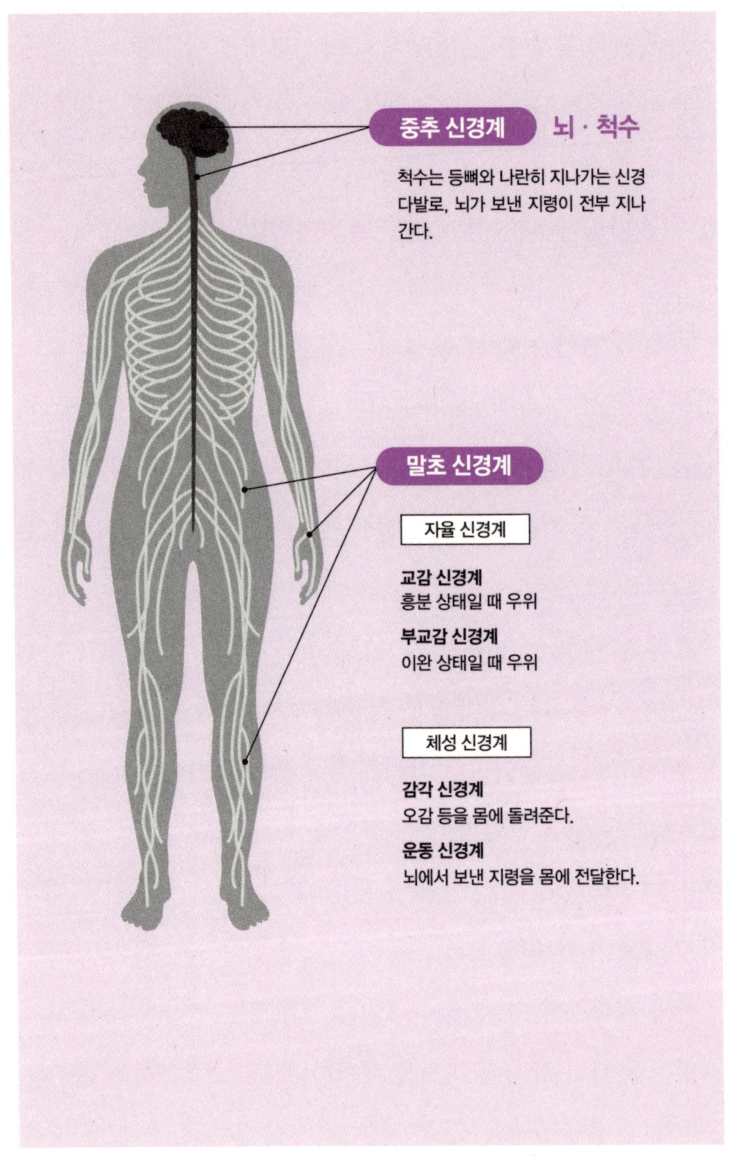

신경계라고 부른다.

그렇다면 뇌는 어떻게 손발을 움직일까?

전기적 활동으로 신속하게 전달한다

뇌 속에 있는 신경 세포는 전기적인 활동을 한다. 다만 여기에서 말하는 전기는 콘센트에서 흘러나와 가전제품을 작동시키는 전기와 성질이 다르다.

인체는 거의 70퍼센트가 물로 되어 있다. 세포 속에는 세포 내 액이라는 액체가 채워져 있고, 세포 주위도 세포 외 액 또는 세포 간 질액이라는 액체로 채워져 있다.

이 액체에는 다양한 이온이 녹아 있다. 나트륨(소듐) 이온, 칼륨(포타슘) 이온, 칼슘 이온 등 이른바 미네랄이다. 달지 않은 스포츠 음료 같은 것이라고 할까?

세포의 안쪽과 바깥쪽에서 이 이온의 균형이 제대로 이루어지지 않고, 뇌의 활동에 따라 이 불균형이 역전됨으로써 전기적인 활동을 하는 것이다. 그 상세한 메커니즘에 대해서는 뒤에서 소개하겠다.

이 뇌에서 발생한 전기적인 활동이 머릿속에서 척수로 전달

되고, 움직이고자 하는 부위에 존재하는 근육으로도 전달된
다. 그래서 우리가 신속하고 자유롭게 손발을 움직일 수 있는
것이다.

이처럼 뇌는 우리 몸의 사령탑 역할을 한다.

생각이 이루어지는 메커니즘

뇌는 멀티태스킹한다

뇌 속에서 전기를 발생시키는 신경 세포를 '뉴런(neuron)'이라고도 부른다. 뉴런이 전기를 전달하는 전선 같은 것을 '축삭(axon)'이라고 하며, 다른 뉴런에서 보낸 정보를 받아들이는 부분을 '가지 돌기 또는 수상 돌기(dendrite)'라고 한다.

세포라고 하면 동그란 물체를 떠올리기 쉬운데, 뉴런은 이처럼 정보를 주고받기 위한 돌기가 사방팔방으로 뻗어 있는 것이 특징이다. 우리가 무엇인가 열심히 생각할 때, 뇌 속에서는 뉴런이 정신없이 전기 신호를 보내 정보를 전달한다.

신경을 통해 전기 신호가 전달되는 속도는 초속 30미터가 넘는다고 알려져 있다. 하나의 지령이 내려지면 그 지령이 끝나기 전까지 다음 지령이 내려지지 않는 것을 '순차 처리'라 하고, 동시에 여러 가지 정보가 오가면서 지령이 실행되는 방식을 '병렬 처리'라 한다. 뇌는 아주 능숙하게 멀티태스킹하는 슈퍼 컴퓨터와 같다.

전 세계를 깜짝 놀라게 하는 대발명도, 모두가 눈물 흘리는 감동적인 러브스토리도 따지고 보면 뇌가 전기적인 활동을 한 결과물이라고 할 수 있다. 그렇다면 뇌 속에서 어떤 원리로 전기적인 활동이 생겨날까?

뉴런의 내부나 주변에는 다양한 이온이 존재하는데, 그중에서 나트륨과 칼륨이 중요하다. 뉴런은 에너지를 사용해 나트륨을 퍼내고 칼륨을 내부에 담아 두는 성질이 있다. 화학 물질은 확산되어 균일해지려는 성질이 있어 이와 같은 불균형한 상태는 화학적으로 불안정하다.

뉴런은 '세포막'이라고 부르는 기름진 막이 안쪽과 바깥쪽을 가른다. 이 막에는 나트륨만 지나갈 수 있는 구멍과 칼륨만 지나갈 수 있는 구멍이 따로 뚫려 있다. 평소에는 이 통로가 닫혀 있지만, 일단 빛이나 소리 등의 자극이 전기 신호로 변환되어 뇌에 도달하면 닫혀 있던 나트륨이나 칼륨의 통로가 이 전기 자극으로 열린다. 그리고 지금이 기회라는 듯, 불균형을 해소하려다가 나트륨이나 칼륨의 균형이 역전된다. 이온은 전기적인 성질을 지니고 있어, 이때 순간적으로 뉴런에 전기적인 충격(impulse)이 발생한다.

전기적인 활동이 발생한 뒤에는 다음 충격에 대비해 다시 에너지를 사용해서 이온 균형을 원래대로 되돌려야 한다. 이와 같은 재빠른 연계를 통해 전기를 발생시키고 다시 원래대로 돌아가기를 반복함으로써, 인간은 순간적으로 판단해 몸을 움직이거나 수십 년에 걸친 장대한 계획을 세우고 실행할 수 있다. 참으로 놀라운 메커니즘이다.

뉴런 하나가 1초 동안 수십 번에서 수백 번 펄스를 만들어 내니, 뇌 전체적으로는 천문학적인 수의 펄스가 만들어지는 셈이다. 따라서 뇌는 매우 많은 에너지를 사용하는 장기 중 하나라고 할 수 있다.

아무 일 하지 않을 때도 몸이 소비하는 에너지의 20퍼센트를 뇌가 사용한다. 이것은 간이나 근육에 맞먹을 정도로 굉장히 높은 수준이다.

아무 일 하지 않을 때는 뇌를 사용하지 않으므로 에너지가 필요 없을 것이라고 생각할 수도 있지만, 뇌는 끊임없이 활동한다.* 자고 있을 때도, 심지어 마취 상태일 때조차 활동 패턴

신경 세포(뉴런)의 모습

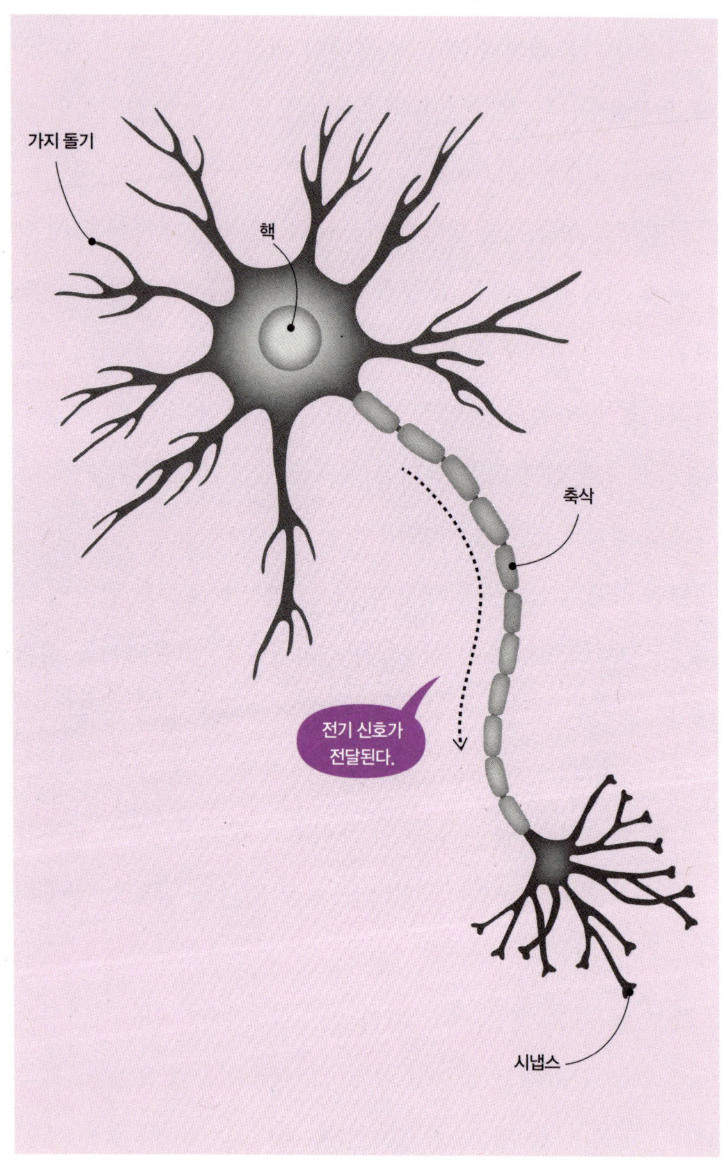

신경 세포(뉴런)의 모습

은 변화할지언정 뇌는 쉬지 않고 일한다.

뇌는 생각보다 불완전하다

뇌는 에너지를 많이 사용하기 때문에 에너지 절약을 최우선으로 삼는다. 그래서 깨어 있을 때의 뇌는 의외로 '연비'가 좋다. 전력으로 환산하면 20~30와트라고 하는데, 이것은 어둑어둑한 밝기의 전구와 같은 수준이다. 다양한 궁리를 통해 효율적으로 뇌를 가동하고 있는 것이다. 예를 들어 상식이라든가 범주화는 눈에 들어오는 모든 사물을 일일이 진지하게 생각하는 것이 아니라, '이런 것은 이렇게'라고 미리 처리 방법을 결정해 에너지 절약을 실현한다.**

그러나 이 에너지 절약 때문에 골치 아픈 문제가 생기기도 한다. 기억이 왜곡된다거나 시간 감각이 어긋나는 일은 일상다반사이며, 자신은 괜찮을 거라고 생각하거나 그런 것은 처음부터 알고 있었다고 생각하는 것도 에너지 절약의 부수적인 작용이라고 할 수 있다.

이런 현상은 인지의 왜곡, 즉 '인지 편향(cognitive bias)'이라는 명칭으로 알려져 있다. "최근 들어 파란색이 유행입니다"라는 뉴스를 보면 갑자기 거리에서 파란 옷 입은 사람이 유독 눈에 들어오는 것도 인지 편향의 일종이다. 사소한 기억의 오류나 착각이라면 웃고 넘어갈 수 있지만, 이런 인지 편향이 교통사고나 비행기 사고, 의료 과실이나 기업 부정, 잘못된 사법 판단이나 억울한 옥살이 등으로 이어지면 큰 문제가 된다.

뇌는 분명 대단하지만, 생각보다 더 불완전하다는 점이 매우 흥미롭다.

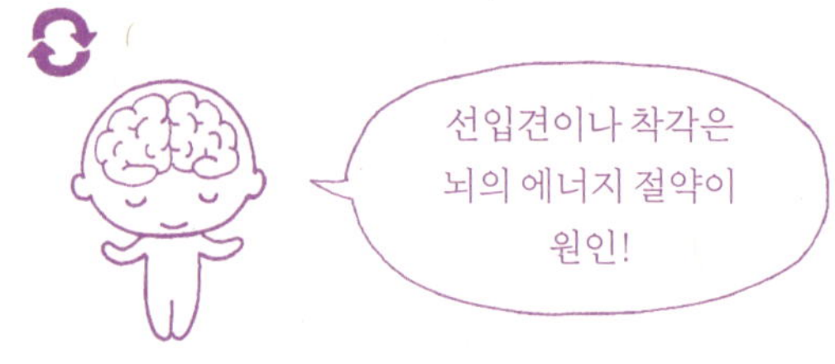

---

* 아무 일 하지 않을 때도 활동하는 뇌의 상태를 뇌과학자들은 '기본 모드 네트워크(default mode network, DMN)'라고 부르며, 20여 년 동안 인지과학과 신경과학계에서 가장 중요하게 연구된 분야다.
** 이러한 뇌의 에너지 절약 모드를 심리학자들은 '인지적 구두쇠(coginitive miser)' 이론이라고 부른다.

마음의 활동도 뇌가 결정한다?

감정은 무엇을 위해 존재할까?

인간과 동물의 차이점은 무엇일까? 인간의 뇌가 지닌 특징으로 언어를 꼽는 사람도 많다. 하지만 희로애락 등의 감정도 인간이 지니는 특징 아닐까 싶다. 인간만큼 감정이 풍부한 생물은 없기 때문이다.

그렇다면 동물에게는 감정이 없을까? 아직 명확히 밝혀지지 않았지만, 동물에게도 인간과 공통적인 감정의 기원 같은 것이 있다고 여겨진다. 이것을 감정(emotion)과 구별해 '정동(affect, 情動)'이라고 부른다.

정동은 유쾌함이나 불쾌함 같은 원시적인 감정으로, 공포나 기피 등은 생존에 필수적인 정보이므로 생물에게서 공통적으로 발견되는 중요한 요소다. 곤충조차 정동과 같은 정보를 뇌에서 표현하는 것 아니냐는 보고가 있을 정도다.

감정은 참으로 복잡미묘하지만, 근원을 거슬러 올라가면 유쾌함과 불쾌함에서 파생된 것으로 볼 수 있다. 갓 태어난 아기가 처음으로 인식하는 것이 유쾌함과 불쾌함이라는 이야기도 있다.

뇌 속에서 정동을 전달하는 것은 뇌 내 물질이라는 화학 물질이다. 예를 들어 위험을 알려 주의력을 높이는 것은 '노르아드레날린'이라는 물질이 작용하기 때문이다.

뇌에서는 뉴런의 전기 활동 등의 결과 생겨나는 100종류가 넘는 물질을 통해 다종다양한 정보를 전달한다. 희로애락은 인생을 풍요롭게 만들어 주지만, 근원으로 거슬러 올라가면 생존을 위해 만들어진 것으로 볼 수 있다.

기쁨이나 쾌락 등은 무엇을 위해 존재할까? 정말 생존에 필수적일까? 사실 쾌락은 우리의 의욕이나 미래 계획, 예술 등의 창조성 같은 '인간다움'의 근원이 된다.

맛있는 음식을 발견하는 등 본능적인 욕구가 충족될 때 활성화되는 뇌의 시스템을 '보상 체계'라고 한다. 이 보상 체계는 쾌락과 연결되어 있어, 그것을 또 갖고 싶다, 그것을 좀 더 하고 싶다는 욕구로 이어진다.

너무 많아도, 너무 적어도 안 되는 화학 물질

반면에 보상 체계가 지나치면 의존증에 걸린다. 알코올이나 니코틴, 마약 등은 이 보상 체계를 강하게 활성화하기 때문에 쉽게 의존을 형성한다. 보상을 기대한다는 의미에서는 쇼핑 중독이나 도박 중독 등의 행동 기벽으로 이어지기도 한다. 이에 관해서는 〈도파민의 역할과 도파민 이상〉(118쪽)에서 자세히 설명하겠다.

이 보상 체계에서 도파민이라는 뇌 내 물질이 중요한 역할을 한다. 생물은 항상 보상을 예측하면서 행동한다. 다음에 이 행동을 하면 어느 정도 보상을 얻을 수 있느냐를 행동의 제1원칙으로 삼는다.

이 보상을 기대하는 상태일 때 도파민의 뇌 활성화 효과가 가장 높은 것으로 여겨진다. 서점이나 옷 가게에서 무엇을 살까 기대할 때가 가장 즐겁고 실제로 물건을 산 뒤에는 별다른 감정이 들지 않거나, 여행 전 계획을 세울 때가 가장 즐거웠던 경험을 누구나 가지고 있을 것이다. 더 나아질지 모른다는 기분이 의욕이나 미래 계획, 창의적인 궁리로 이어지는 것이다.

뇌 속에서 활동하는 화학 물질은 모두 중요하다. 따라서 너무 많아도, 너무 부족해도 정상적인 마음의 활동을 할 수 없다.

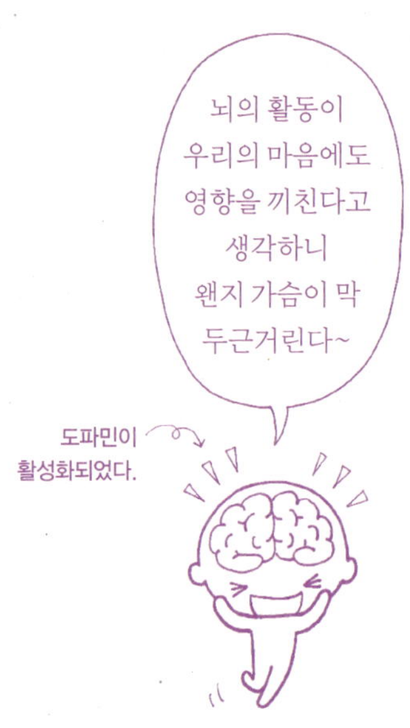

뇌를 다치면 성격이 완전히 달라질까?

'전전두엽'의 손상이 가져온 변화

뇌가 마음의 활동에 중요하다는 사실이 인식된 것은 그렇게 오래되지 않았다. 오랫동안 사람들은 심장을 마음의 거처라고 생각했다. 그리고 200년 전까지만 해도 뇌를 그저 혈액을 식히는 곳으로 여겼다.

그러다가 피니어스 게이지(Phineas Gage)라는 남자에게 일어난 불행한 사고를 계기로 뇌가 중요하다는 사실이 인식되었다. 1848년 미국의 어느 철도 공사 현장에서 폭발 사고가 일어났다. 이때 지름 3센티미터에 길이 1미터, 무게 6킬로그램에 이르는 철막대기가 날아와 게이지의 왼쪽 뺨을 관통하는 바람에 그의 뇌 일부가 손상되었다. 불행 중 다행으로, 그는 생명을 잃지 않았을 뿐만 아니라 걸을 수도 있었다고 전해진다.

그는 본래 철도 공사장에서 현장 감독을 맡는 등 부하들의 신뢰가 높은 사람이었다. 그런데 이 사고 이후 저속하고 계획성 없는 사람으로 성격이 완전히 변해 버렸다. 사고로 손상된 뇌 부위가 인간다움을 담당하는 '전전두엽(pre-frontal lobe)'*이었던 것이다. 이 사고를 계기로 뇌가 인간의 성격이나 행동에 중요한 존재라는 인식이 생겨났다.

또한 1860년대에 뇌 장애로 보기 드문 언어 장애를 겪는 사람들이 발견되었다. 상대가 하는 이야기는 이해하지만 자신은 말을 하지 못하는 유형과 말을 할 수는 있지만 전혀 의미가 연결되지 않는 말을 그저 지껄이는 유형이 있었다.

그 사람들이 죽은 뒤 뇌를 관찰한 결과, 각각 대뇌 피질의 다른 부분에 장애가 있었음이 판명되었다. 현재는 언어 피질로 알려진 그 영역들을 각각 발견한 의사의 이름을 따서 '브로카 영역'**과 '베르니케 영역'***이라고 부른다. 이 연구를 통해 같은 언어 피질이라도 하는 일이 전혀 다르다는 사실이 밝혀졌다.

이후 대뇌 피질의 각 영역이 각기 다른 역할을 맡고 있는 것 아니냐고 생각하는 연구자들이 등장했다.

1900년대 초에는 캐나다의 뇌 외과 의사 와일더 펜필드 (Wilder Penfield)가 자신의 환자에게 허락받고 대뇌 피질의 다양한 부분에 전기 자극을 줬을 때 발생하는 감각과 운동을 면밀히 기록해 뇌 지도를 만들었다.

그 결과 대뇌 피질에는 모든 감각과 운동을 지배하는 영역이 교묘히 배치되어 있음이 밝혀졌다. 이것을 3차원 모형으로 표현한 것이 호문쿨루스(뇌 속의 난쟁이)다.

이 모형을 보면 손과 입술이 굉장히 크다. 이것은 손과 입술이 민감한 감각을 지닌다는 점, 대뇌 피질에서 넓은 영역을 담

펜필드의 호문쿨루스

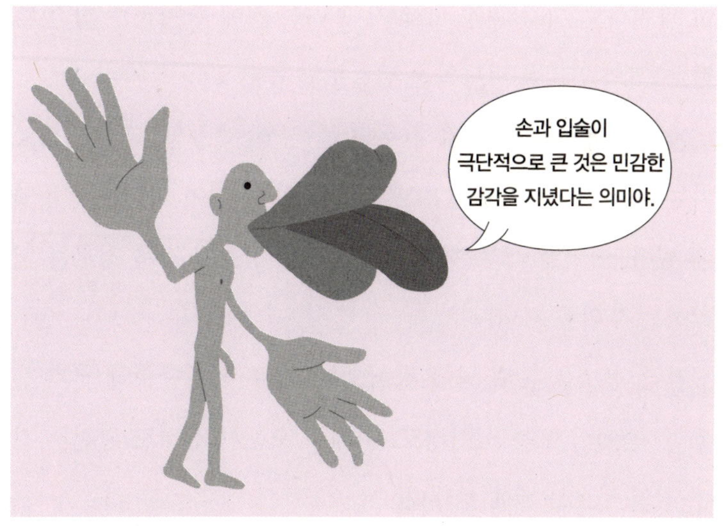

당한다는 점과 밀접한 관계가 있다고 할 수 있다.

물론 이 호문쿨루스는 사람에 따라 차이가 있을 것이다. 예를 들어 생쥐는 손보다 수염의 감각이 예리하기 때문에 수염 부분이 큰 호문쿨루스가 될 것이다.

같은 질의 정보를 소리나 색으로 느끼는 신기함

대뇌 피질은 이와 같이 장소에 따라 역할 분담을 하는 것으로 밝혀졌다. 예를 들어 언어 피질 외에도 몸의 감각을 담당하는 체성 감각 피질, 운동을 담당하는 운동 피질, 사물이 보이는 것에 관여하는 시각 피질, 소리가 들리는 것에 관여하는 청각 피질, 사고와 인지를 담당하는 전전두엽 등이 있다.

뇌는 외관을 기준으로 전두엽, 두정엽, 측두엽, 후두엽으로 나눌 수 있다. 시각 피질은 후두엽에 있고, 언어 피질은 측두엽에 있다. 이처럼 대부분의 사람이 같은 장소에 같은 정보를 처리하는 부위를 지닌다.

감각 정보를 통해 뇌에 들어오는 것은 사실 단순한 전기 신호다. 눈에서 오는 시신경도, 귀에서 오는 청신경도 완전히 같은 질의 정보를 뇌에 보낸다.

어떻게 시각 피질로 들어온 정보는 빛이나 색으로 인식되고 청각 피질에서 처리된 정보는 소리로 이해되는지 참으로 신기하다.

<hr>

* 전전두엽은 전두엽 앞에 추가로 발달하는 영역으로, 영장류 이상의 고등동물에게 특징적으로 나타난다.
** 프랑스의 외과 의사 폴 브로카(Paul Broca)가 담당한 환자의 사례에서 발견되었고 표현 언어의 중추로 알려져 있다. 이 영역에 문제가 생기면 브로카 실어증이 나타나는데, 말을 더듬더듬하면서 유창하게 표현하지 못하지만 의미 이해에는 전혀 지장이 없다.
*** 독일의 신경정신과 의사 카를 베르니케(Carl Wernicke)가 발견한 언어 관련 중추로 언어 이해를 담당한다. 베르니케 실어증의 경우 브로카 실어증의 증상과는 반대로, 말은 유창하게 하지만 정작 말의 의미를 이해하지 못하는 증상을 보인다.

뉴런은 100종류가 넘는 화학 물질을 방출한다?

일부러 전기 신호를 화학 신호로 바꾼다

말초 신경이나 뉴런이 발신한 전기 신호는 그대로 전해지는 것이 아니다. 일단 전기 신호를 화학 신호로 치환해서 전달하는 번거로운 과정을 거친다.

뉴런이 이런 비효율적인 작업을 하는 이유는 정보의 질을 변화시키기 위해서로 보인다.

뉴런이 방출하는 화학 물질을 '신경 전달 물질'이라고 부르는데, 알려진 것만 100종류가 넘어 매우 다양한 정보를 표현할 수 있다. 예를 들어 뉴런 중에는 흥분성 신경 전달 물질을 방출하는 것과 억제성 신경 전달 물질을 방출하는 것이 있다. 그래서 같은 전기 신호를 받더라도 흥분과 억제라는 완전히 정반대 결과가 나온다. 대표적인 흥분성 신경 전달 물질은 아미노산인 글루탐산이고, 억제성 신경 전달 물질은 아미노산인 감마아미노뷰티르산(GABA)이다.

예전 일본에 GABA라는 이름의 과자가 있었는데, 독일에서 온 한 연구자는 편의점에서 GABA를 살 수 있다고 좋아하며 선물로 사 갔다고 한다(당연히 농담이다). 〈뇌는 소중하게 보호받고 있다〉(22쪽)에서 언급했듯이, 이런 아미노산들은 입으로 아무리 섭취해도 뇌에 도달하지 못한다. 아마도 GABA가 대표적인 억제성 신경 전달 물질이어서 이 과자를 먹으면 마음이 편해진다는 의미로 GABA라는 이름을 붙인 것 아닐까 싶다. 아니, 그렇게 믿고 싶다.

뉴런의 전기 신호를 보내는 것을 축삭이라 하고, 받는 것은 가지 돌기라고 한다. 가지 돌기 하나에는 가시처럼 생긴 '가지 돌기 가시'가 수천 개에서 수만 개 빽빽이 채워져 있는데, 이 하나하나가 주위의 뉴런 혹은 멀리 떨어져 있는 뉴런의 축삭과 회로를 형성한다.

뉴런과 뉴런의 접합부를 '시냅스(synapse)'라고 한다. 시냅스는 그리스어로 '연결하다'라는 의미로, 축삭 말단부와 가지 돌

기 가시가 마주 보고 부풀어 오른 구조를 띠고 있다. 축삭 말
단과 가지 돌기 가시는 완전히 붙어 있는 것이 아니라 2만분
의 1밀리미터 정도 떨어져 있는데, 이 틈새로 신경 전달 물질
(neuro-transmitter)을 전달한다.*

인간의 뇌에는 수천억 개의 뉴런이 있다. 그리고 뉴런 하나하
나에는 1,000개에서 1만 개나 되는 시냅스가 있다. 따라서 수백
조 개에 이르는 시냅스가 정보를 자유자재로 주고받는다고 할
수 있다.

약이 효과를 발휘하는 원리

'축삭 말단'이라는 부분에서 신경 전달 물질을 방출한다. 축
삭 말단에는 신경 전달 물질을 포함한 주머니 형태의 구조가
잔뜩 모여 있다. 이 주머니 형태의 구조를 '시냅스 소포'라고 한
다. 시냅스 소포는 당장이라도 신경 전달 물질을 방출하려고
기다리다가 활동 전위가 도달하면 그것을 방아쇠로 삼아 곧바
로 신경 전달 물질을 방출한다. 지연 속도는 1,000분의 1초다.
우리에게는 오차 수준으로 생각되지만, 세포로서는 큰 시간 낭
비다. 그런 상황에서도 세포는 정보의 질을 바꾼다.

뉴런의 모습과 주요 신경 전달 물질

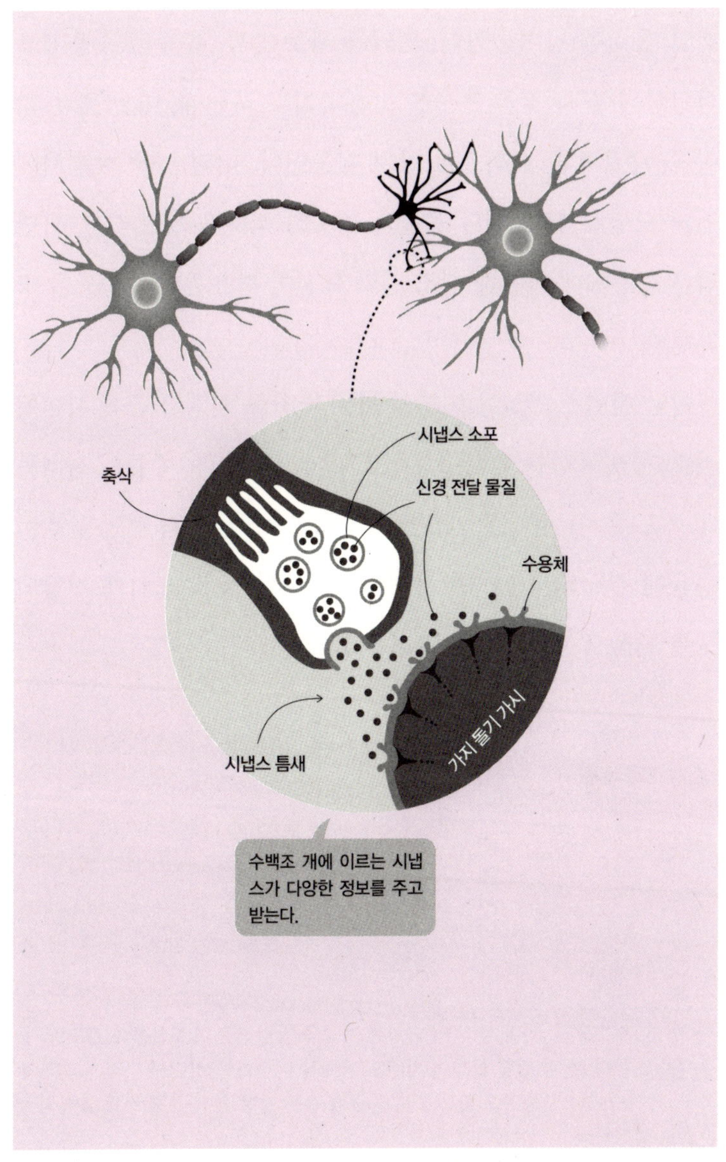

한편 가지 돌기 가시 위에 있는 '수용체'라는 단백질이 신경 전달 물질을 받아들인다. 의약품 광고에서 "통증의 수용체를 차단합니다"와 같은 문구를 사용하기도 하는데, 이는 많은 약이 이 수용체를 표적으로 삼기 때문이다. 어떤 약은 수용체에 먼저 도달해 신경 전달 물질과 비슷한 작용을 일으키고, 어떤 약은 수용체에 작용해 신경 전달 물질이 작용하지 못하도록 방해한다.

이런 시냅스 전달은 뇌뿐만 아니라 운동 신경과 근육 사이에서도 거의 똑같은 메커니즘으로 일어난다. 어떤 종류의 신경독(神經毒)은 이 시냅스 전달을 표적으로 삼아, 신경 전달 물질이 근육에 전달되지 않도록 방해하거나 반대로 과도하게 전달되도록 만듦으로써 마비나 경련을 일으킨다.

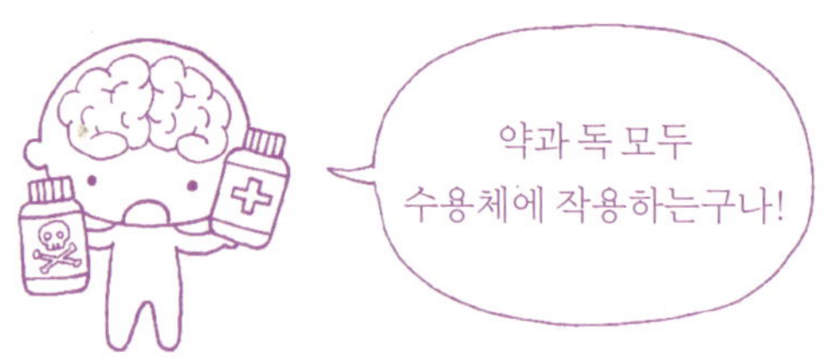

---

* 도파민, 세로토닌, 가바 등 뇌의 다양한 기능을 담당하는 호르몬을 신경 전달 물질이라고 한다. 신경 전달 물질이 시냅스 안에서 머무르는 시간에 따라 우리의 주의력, 기억력에 영향을 주기도 하고 우울증과 같은 질환 역시 신경 전달 물질의 결손으로 발생한다.

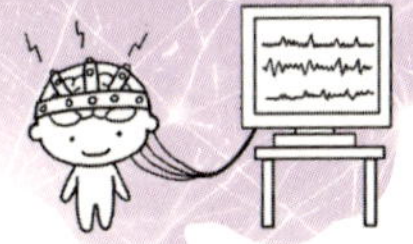

신경교 세포는
뇌의 보호자다

숨은 일꾼 '별 세포(성상 세포)'

시냅스 전달에 사용된 신경 전달 물질은 신속히 제거되어야 한다. 제대로 제거되지 않으면 계속 흥분이 전해져 간질 발작을 일으킬 수도 있다. 별 세포가 뉴런이 방출한 신경 전달 물질의 뒤처리를 해 준다.

별 세포는 뇌세포의 일종인 신경교 세포의 한 형태다. 혈관과 시냅스의 접점으로 활동하며, 시냅스를 둘러싸고 특히 뉴런이 방출한 흥분성 신경 전달 물질인 글루탐산을 거두어들인 뒤 재활용해서 다시 뉴런으로 보낸다.

이와 같이 별 세포는 시냅스가 정상적으로 기능하는 데 없어서는 안 될 존재다.

최근 시냅스가 단순히 뉴런과 뉴런의 접합부가 아니라 별 세포도 포함해 성립한다는 것이 밝혀져 삼자 시냅스(tripartite synapse)라고 부르기 시작했다.

한편 혈관의 관점에서는 뇌에 필요 없는 것이 들어오지 못하게 하는 혈액 뇌 관문(뇌 혈관 장벽)의 중요한 구성 요소 중 하나다. 또한 뇌는 에너지를 매우 많이 사용하는데, 사실 뉴런은 혈관과 직접 접촉하지 않아 스스로 에너지를 얻지 못한다고 한다. 그래서 별 세포가 포도당(글루코스)을 뉴런이 사용할 수 있는 형태로 만들어 건네주는 것이다.

이와 같이 별 세포는 뉴런의 활동을 뒷받침하는 숨은 일꾼이다. 따라서 별 세포가 기분 상해 "나 이제 일 그만할래"라고 하면 뉴런은 난감한 상황에 처한다. 실제로 신경 질환과 정신 질환은 대부분 이 별 세포의 기능 부전이 원인이 되어 발생한다는 사실이 밝혀지기 시작했다.

게다가 뉴런이 방출한 신경 전달 물질에 활성화된 별 세포는 글리아 전달 물질이라는 독자적인 전달 물질을 통해 시냅스 전달의 효율을 변화시킨다는 사실도 밝혀지기 시작했다. 요컨대 뉴런과 별 세포는 밀접하게 상호작용하며, 별 세포가 신경 활

뉴런과 신경교 세포

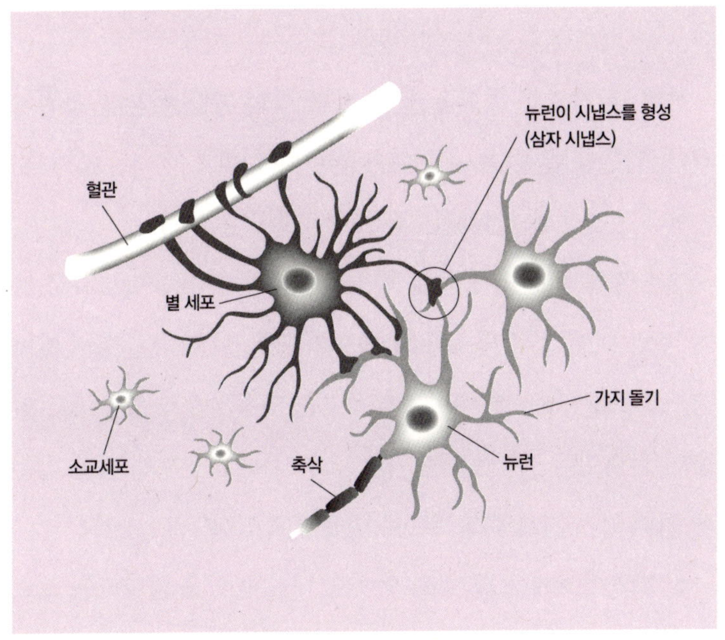

동에도 관여할 가능성이 있다. 지금까지는 별 세포를 단순한 보조 역할로 생각했으나, 실제로는 뇌의 정보 처리에도 중요한 역할을 하고 있었던 것이다.

별 세포는 뉴런과 달리 전기적인 활성이 낮다. 그래서 기존의 전기적인 활동을 측정하는 수단으로는 별 세포의 활동이 측정되지 않아 지금까지 그 중요성을 간과했을 가능성이 있다.

한편 별 세포는 활동을 통해 세포 속의 칼슘 이온을 상승시킨다. 칼슘 이온은 뼈나 치아와 관련이 깊다고 여기는데, 세포 속에서는 신호를 전달하는 중요한 물질이다.

그런 칼슘 이온의 농도를 빛으로 치환해 현미경으로 측정하는 '칼슘 이미징' 수법으로 별 세포의 활동을 측정한 결과, 전기적으로 조용했던 별 세포가 실제로는 역동적으로 활동하고 있음이 밝혀졌다. 별 세포는 뇌혈관과 시냅스 양쪽과 직접 접촉해 여러 가지 치료의 표적으로 주목받고 있다.

신경교 세포에는 별 세포 외에도 뇌의 면역을 담당하는 소교 세포와 활동 전위의 전도를 조절하는 희소 돌기 아교 세포 등이 있다.

예전에는 뉴런과 신경교 세포의 비율을 1대 9라고 여겼다. 인간이 뇌의 10퍼센트만 사용한다는 이야기는 이것을 잘못 해석한 결과로 보인다. 현재는 신경교 세포의 비율이 1대 1 정도로 정정되었다.

뇌의 절반을 신경교 세포가 차지한다. 따라서 뉴런 중심의 관점에서 보면 인간은 뇌의 절반밖에 이해하지 못한다고 해야 할 것이다.

하품은 왜 전염될까?

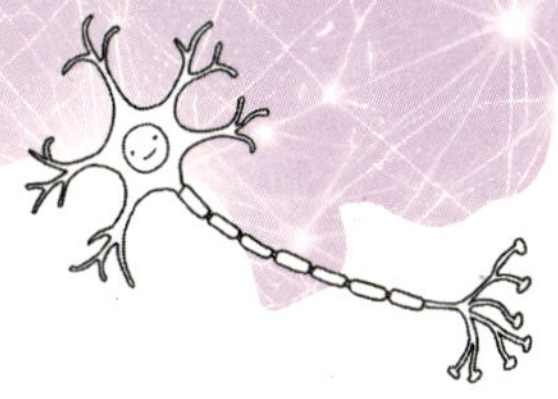

공감을 낳는 거울 뉴런

어떤 사람이 하품하는 모습을 상상해 보자. 혹시 하품하고 싶어지지 않는가? 이것은 '공감' 작용으로, 상대의 기분이 되어 생각하는 마음의 활동 때문이다.

우리는 어릴 때부터 상대의 기분을 생각해야 한다는 말을 많이 듣는다. 그렇다면 이것은 대체 뇌의 어떤 활동 때문일까? 예를 들어 영화 등에서 주인공이 다치는 장면을 보면 함께 아픔을 느끼는 경우가 있다. 이때 뇌의 활동을 측정한 결과 실제로 아픔을 느끼는 뇌 영역이 활성화된다는 사실이 판명되었다. 이런 '공감 능력'은 상대의 기분을 이해함으로써 원활하게 의사소통하기 위한 것으로 보인다.

다른 사람에게 공감하고 타인의 심리 상태를 추정하는 능력을 '마음 이론(Theory of mind)'*이라고 부른다. 이에 관해서는 〈뇌과학으로 '마음'을 이해할 수 있을까?〉(195쪽)에서 다시 다루려 한다.

다른 사람의 행동을 봤을 뿐인데 활성화되는 뉴런이 전두엽에 존재한다는 사실이 원숭이를 사용한 실험으로 증명되었다. 이 뉴런은 '거울 뉴런'으로 불린다. 거울처럼 반응해 상대의 행동을 모방하거나 이해하거나 공감하기 때문이다.

거울 뉴런은 운동 기능을 측정하기 위해 전두엽에 전극을 이식한 원숭이를 사용해 실험하는 과정에서 발견되었다. 실험자가 실험실에서 아이스크림을 먹고 있는데, 그 모습을 본 원숭이의 뇌가 갑자기 활동을 시작한 것이다. 거울 뉴런은 자신이 실제로 그 행위를 하지 않고 관찰하거나 상상하는 것만으로도 활성화된다고 알려져 있다.

아이는 부모나 주변 어른들을 흉내 내면서 많은 것을 배운다. 처음에는 상대가 자신과 다른 생각을 한다는 것을 이해하지 못하지만, 여섯 살 정도 되면 이해한다고 한다. 뇌과학적으로도 소설을 읽거나 영화를 보는 것은 다양한 인생을 대리 체험함으로써 풍요로운 마음을 키우는 데 필요한 행위라고 할 수 있다. 인생은 단 한 번뿐이기 때문이다.

거울 뉴런은 속이지 못한다

아픔을 느끼면, 실제로 아프다는 피부의 감각과 아프다는 감정을 담당하는 부분이 함께 활성화된다. 그런데 흥미롭게도 어떤 사람이 아파할 때 그 모습을 본 가족이나 친한 사람의 뇌를 동시에 관찰하면, 피부 감각을 담당하는 부위의 활동에는 영향이 없는데도 아픔이라는 감정을 느끼는 부위의 활동이 상승한다.

인간은 무엇인가 보고 마음속에서 모방함으로써 학습한다. 아이는 좋은 것도 나쁜 것도 모두 유심히 살펴본다. 따라서 가족이나 공동체, 텔레비전 등이 좋은 쪽으로든 나쁜 쪽으로든 아이의 행동에 영향을 끼친다. 의사소통 능력을 키우고 풍요로운 인간성을 형성하려면 어른이 좋은 본보기가 되어야 한다.

여기서도 말로만 하지 않고 실제 행동으로 보여주는 것의 중요성을 알 수 있다. 말로는 속일 수 있을지 몰라도 거울 뉴런까지 속이지는 못하기 때문이다.

일본 해군의 총사령관이었던 야마모토 이소로쿠가 실천했던 교육법은 이것을 함축적으로 보여준다.

"행동으로 보이고 말로 들려주며 시켜 보고 칭찬해 주면 사람은 움직인다. 대화를 나누고 상대의 말에 귀를 기울이며 인정하고 맡기면 사람은 성장한다. 행동하는 모습을 감사하는 마음으로 지켜보고 신뢰하면 사람은 결실을 맺는다."

---

* 타인의 마음을 이해하는 능력을 의미하며 이 능력 결손은 자폐 스펙트럼 장애의 핵심 증상으로 분류한다.

기억은 어디에 보존될까?

다양한 기억 방식

뇌의 활동과 관련해, 지금보다 더 좋게 만들고 싶은 것이 없느냐는 질문을 받으면 기억력을 개선하고 싶다고 대답하는 사람이 많을 것이다. 연예인의 이름이 떠오르지 않는다든가 일정을 깜빡 잊어버리는 대수롭지 않은 것부터, 잘못된 사실을 기억한다든가 아예 조작해서 기억하는 일까지, 우리는 종종 기억력에 관한 문제를 겪는다.

단순히 창피당하고 끝날 일이라면 웃고 넘어갈 수도 있지만, 자칫하면 중대한 의료 과실이나 기업의 부정, 허위 자백이나 무고 사건 등을 일으킬 수도 있다.

그렇다면 기억은 뇌 속에서 어떻게 보관될까? 옛날에는 기억 물질이나 기억 세포 같은 것이 있다고 진지하게 믿기도 했지만, 현재는 특정 사건에 대해 활성화되는 일련의 신경 회로가 기억을 담당한다고 여겨진다. 말하자면 뇌 전체가 기억 그 자체라고 할 수 있다.

기억을 보존하는 방법은 참으로 신기하다. 우리는 종종 "잠깐, 그게 뭐더라? 아침에 먹고, 바삭바삭하고……"라는 식으로 기억을 더듬는다. 이 기억법이 편리한 이유는 '아침에 먹는다, 바삭바삭하다, 우유'라면 콘플레이크이고, '아침에 먹는다, 바삭바삭하다, 고기'라면 베이컨과 같이 효율적으로 기억을 보관해 검색할 수 있기 때문일 것이다. 이처럼 어떤 말과 어떤 말을 관련지어 기억하는 것을 '프레이밍(framing) 기억법'이라고 한다. 그런 말은 수동적이고 거의 무의식적으로 떠오른다. 이런 프레이밍은 말뿐만 아니라 행동도 지배한다.

프레이밍 같은 기억은 말로 기술할 수 없어 비서술 기억 혹은 암묵적 기억으로 분류된다. 비서술 기억 중에서 자전거를 타는 법이라든가 스키를 타는 법과 같은 이른바 몸이 기억하는 것을 '절차 기억'이라고 부른다.

반면에 말로 표현할 수 있는 기억은 '서술 기억' 혹은 '명시적 기억'이라고 한다. 명시적 기억 중에서 특정 연도에 일어난 일이라든가 원주율처럼 지식이나 정보에 관한 기억을 '의미 기억'이라고 부른다. 입학시험에 요구되는 것이 바로 이 의미 기억이다. 또 자기 인생에서 일어난 일에 대한 기억을 '일화 기억(자전적 기억)'이라고 부르는데, 일화 기억은 잘못 기억하는 일이 빈번해 매우 모호한 부분이 있다.

단기 기억과 장기 기억

기억을 단기 기억과 장기 기억으로 분류하기도 한다. 단기 기억은 전화 걸 때 전화번호를 외우는 등의 기억으로, 시간이 조금 지나면 잊어버린다. 반면에 장기 기억은 자기 전화번호처럼 웬만해서는 잊지 않는 기억이다.

단기 기억과 장기 기억은 담당하는 부위가 다르다. 단기 기억은 해마에, 장기 기억은 대뇌 피질에 보관되는 것으로 알려져 있다.

HM이라는 환자는 질병 때문에 뇌의 해마 부분을 절제했는데, 수술 후 새로운 것을 기억하지 못하는 선행성 기억 상실증에 걸리고 말았다. 단기 기억은 정상이지만 새로운 것을 장기적으로 기억하지 못했다. 또한 수술 전의 장기 기억이나 절차 기억에는 영향이 없다는 사실도 보고되었다.

이런 점에서 볼 때, 단기 기억은 어떤 절차를 거쳐 장기 기억으로 이행하는 것이라 할 수 있다. 이 과정을 기억 응고화 또는 고정화라고 부른다. 현재는 기억 응고화가 수면 중에 일어나는 것으로 여겨진다. 수면에 관해서는 〈꿈은 왜 꾸는 걸까?〉(138쪽)에서 자세히 다루겠다.

단기 기억과 비슷한 발상으로 작업 기억이 있다. 단기 기억이 단순히 일어난 일을 그대로 통암기하는 데 비해, 작업 기억은 일시적으로 축적한 정보에 따라 추리하거나 계산하는 등 좀 더 인간다운 실행 기능을 담당한다. 이 작업 기억은 대뇌 피질의 전전두엽이 담당한다.

우리가 책을 읽고 재미있다고 생각할 수 있는 것도 이 작업 기억 덕분이다.

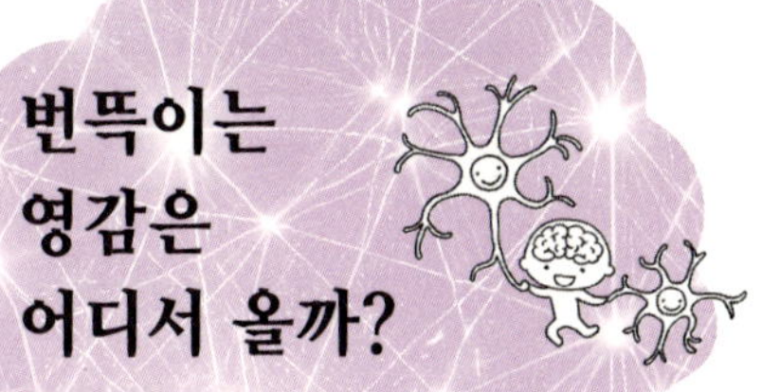

뇌에는 세 가지 '모드'가 있다

아무도 생각해 낸 적 없는 아이디어가 떠올랐을 때, 우리는 '아이디어가 하늘에서 내려왔다'와 같이 인지를 초월한 무엇인가의 이끌림이 있었다는 느낌을 받는다. 그러나 이 또한 당연히 뇌 속에서 일어난 현상이다.

'여자의 육감'이라든가 '형사의 촉'처럼 말로 표현하기 어려운 번뜩임은 '직감', 영감을 얻거나 수집된 증거에 따라 논리적으로 생각해 점과 점을 연결함으로써 얻는 번뜩임은 '직관'으로 구별한다.

　미국의 심리학자 조이 폴 길퍼드(Joy Paul Guilford)는 엉뚱하고 자유로운 발상을 하는 뇌의 활동을 '확산적 사고', 논리적 사고를 통해 최적의 답을 이끌어 내는 사고를 '수렴적 사고'라고 정의했다.

　내 경험으로 볼 때, 창의성이나 창조력은 확산적 사고를 통해 하늘에서 내려오는 것도 있고, 체계적인 지식이나 경험을 기반으로 수렴적 사고를 통해 지극히 논리적으로 얻어 내는 것도 있는 것 같다. 그렇다면 이때 뇌는 어떤 활동을 할까?

　뇌에는 어떤 작업을 하기 위해 동시에 활성화하는 대규모 회로가 존재한다고 알려져 있다. 이 회로는 뇌의 사고 상태에 따라 다른 영역을 활성화하므로 구별할 수 있다.

　무엇인가에 집중해서 작업할 때는 '중앙 집행 네트워크(central executive network, CEN)'라는 일련의 뇌 영역이 실행과 제어에 관여한다.* 작업 기억을 사용해 무엇인가 실행하는 상태다.

　한편 뇌는 에너지를 매우 많이 사용해 기본적으로 에너지 절약을 중시한다. 그래서 집중하지 않아도 될 때는 기본 모드 네트워크가 활성화된다.** 이런 상태를 '아이들링(idling)'이라고 한다. 아이들링 상태에서는 사물을 범주화해서 판단하는 뇌의 자동적인 활동이나 그렇게 해야 했다는 내적 성찰 상태, 이렇게 되면 저렇게 하자는 사고 패턴 등 가급적 생각하지 않고 '상

뇌의 세 가지 모드

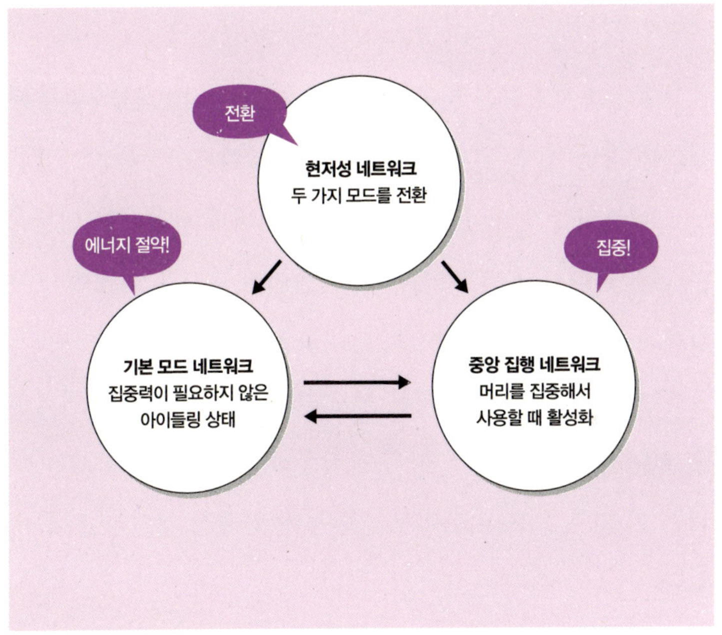

식'에 기대는 모드가 된다.

그러다가 외부 환경이 변화해 주의가 필요한 상황이 되었음을 깨달으면 '현저성 네트워크(salience network)'라는 뇌 영역이 활성화된다.*** 이 회로는 기본 모드 네트워크와 중앙 집행 네트워크를 전환하는 역할을 한다고 여겨진다.

이처럼 수렴적 사고는 현저성 네트워크의 활동으로 중앙 집행 네트워크가 활성화된 상태라고 할 수 있다.

진정한 창조력이란 무엇일까?

그렇다면 창조력의 원천인 확산적 사고는 어떨까? 우울증에 걸리면 중앙 집행 네트워크의 활동이 저하되고, 반대로 기본 모드 네트워크가 지나치게 활동한다. 아마도 상식적인 행동이나 과거에 대한 후회, 미래에 대한 불안감 등으로 머릿속이 복잡해져 아무것도 하지 못하는 상태일 것이다.

한편 명상 등을 하면 기본 모드 네트워크의 활동을 억제할 수 있다는 보고도 있다. 따라서 확산적 사고가 활성화되는 상태는 이 기본 모드 네트워크의 활동이 약해진 것이라고 할 수 있다.

기본 모드 네트워크의 활동이 약해진 상태일 때 아이디어가 번뜩이는 메커니즘은 아직 알 수 없다. 어쨌든 상식이나 과거에 대한 후회, 미래에 대한 불안감에 지나치게 얽매이지 않고, 새로운 정보를 깨닫고 그것에 주의를 기울이며 실행하고 그 결과를 섬승해 나가도록 균형 있게 실행하는 것이 진정한 창조력이라고 할 수 있을 것이다.

* 중앙 집행 네트워크는 주의력, 의사 결정, 문제 해결 등의 고차원적 인지 과정에 관여한다. 전두엽과 측두엽에 위치하며, CEN의 활성화는 목표 지향적인 행동과 밀접한 관련이 있다.

** 기본 모드 네트워크는 휴식 상태에서 활성화되며, 자아와 관련된 생각, 과거의 기억 회상, 미래에 대한 계획과 같은 내적인 정신 활동에 관여한다. 뇌의 후두엽, 엽 연결 부위, 해마 주변을 포함한다. DMN의 과도한 활성화는 우울증과 같은 정신 질환과 관련이 있을 수 있다.

*** 현저성 네트워크는 환경에서 중요한 자극을 감지하고 기본 모드 네트워크와 중앙 집행 네트워크 사이 전환을 조절한다. 전측 섬엽(insula)과 전대상 피질(anterior cingulate cortex, ACC)을 중심으로 기능한다.

좌뇌와 우뇌의 역할

간질 치료를 위해 우뇌와 좌뇌를 연결하는 '뇌량(corpus callosum)'이라는 부분을 절단한 환자가 있었다. 수술 후 우뇌와 좌뇌가 단절되어 이중인격이 되는 것 아닐까, 지능이 저하되는 것 아닐까 하는 우려가 있었다. 그러나 실제로는 일상생활을 하는 데 아무런 지장이 없었으며 지능 저하도 나타나지 않았다.

그런데 미국의 심리학자 로저 스페리(Roger Sperry) 등이 분리 뇌 환자를 대상으로 실시한 흥미로운 연구를 통해 우뇌와 좌뇌의 활동에 어떤 차이가 있는지 밝혀졌다.

눈으로 들어온 정보는 '시교차(optic chiasm)'라는 곳을 교차해 주로 반대쪽의 뇌에 입력된다.

실험에서 환자에게 어떤 영어 단어를 오른쪽 눈에 제시해 좌뇌에 입력하자 환자는 무엇이 보였는지 대답했다. 그러나 같은 단어를 왼쪽 눈에 제시해 우뇌에 입력하자 대답하지 못하거나 아무것도 보이지 않는다고 대답했다. 반면에 본 것을 그려 달라고 하자 정확히 그렸다.

이 실험을 통해 우뇌와 좌뇌의 역할이 다르다는 사실이 입증되었다. 참고로, 오른손잡이의 경우는 대부분 좌뇌에 언어 피질이 있지만, 왼손잡이 중 일부는 언어 피질이 우뇌에 있다고 한다. 좌뇌는 언어나 계산 등의 논리적인 부분을 담당하고, 우뇌는 인지나 창조 등에 관여하는 것으로 여겨진다.

적어도 우뇌와 좌뇌가 역할을 분담한다는 것은 틀림없는 사실로 보인다. 다만 "나는 좌뇌형 인간이야"라든가, "왼손잡이는 우뇌가 발달했다"라고 말하는 것은 과장이 조금 지나친 것 같다. 인간의 개성이나 성격은 수많은 뇌 내 물질의 균형 등을 통해 결정된다. 개성이나 성격을 흑백 논리로 규정할 수 없듯이, 뇌 내 물질의 균형은 무한하다. 이것이 인간의 다양성이다. 뇌과학자로서 나는 모두가 다르고 모두가 옳다는 생각에 더 공감한다.

이와 마찬가지로, 성별에 따른 뇌의 차이 역시 결국 뇌의 호르몬 균형에 따라 다양하게 정의된다는 것이 최근의 인식이다. 애초에 생물이 탄생할 때는 성별이 나뉘어 있지 않다. 그러다가 안드로겐이라는 남성 호르몬이 작용해 남성형 몸이 되고, 남성 호르몬의 작용이 약한 개체는 여성형 몸이 된다.

두 가지가 아니라 다양하다

뇌도 마찬가지로 원형이 있고, 이것이 성 호르몬의 농도 분포에 따라 변화한다. 다만 육체는 외견상 변화가 있어 남성과 여성으로 나눌 수 있는 데 비해, 뇌는 남성형 뇌와 여성형 뇌라는 이분법이 적용되지 않는다. 따라서 육체적으로는 남성이지만, 성 호르몬의 농도가 옅은 패턴이나 그 반대도 충분히 있을 수 있다.

간혹 남성 뇌가 어떻고 여성 뇌가 어떻다고 이야기하는 사람이 있다. 그러나 그렇게 이해하고 생각을 멈추는 것은 참으로 안타까운 일이다.

좌뇌·우뇌나 남성 뇌·여성 뇌, 흑백 또는 선악과 같이 이원론적으로 이해하려는 성질 또한 뇌의 편향이라고 할 수 있다.

그러는 편이 에너지를 절약할 수 있기 때문이다. 그러나 이것을 덮어놓고 믿는다면 호모 사피엔스, 즉 현명한 사람이라고 할 수 없다.

최근 들어 사회 정세가 계속 불안정한데, 무엇이 정의이고 무엇이 악인지는 단순하게 규정할 수 있는 문제가 아니다. 뇌의 수만큼 현실이 다양하기 때문이다. 서로 다양성을 인정하는 것도 인간의 뇌이기에 가능하다. 여러분은 어떻게 하고 싶은가?

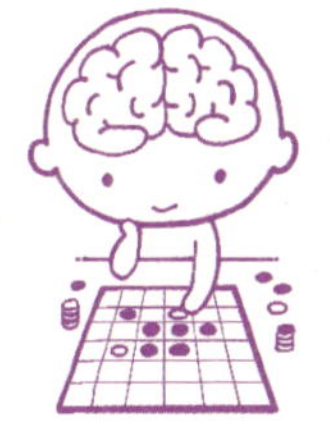

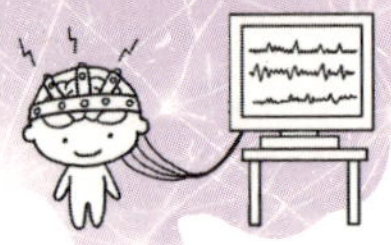

약과 독은
종이 한 장 차이다

독의 종류

"그 버섯에는 독이 있으니까 먹으면 안 돼." 이런 이야기를 종종 듣는다. 복어나 열대어, 뱀이나 전갈, 거미 등도 독을 지닌 위험한 생물이다. 이런 생물이 지닌 독은 어떻게 독성을 발휘할까?

독에는 다종다양한 성분이 있다. 예를 들어 벌의 독에는 여러 가지 생리 활성, 특히 면역 반응을 과도하게 일으키는 성분이 있다. 그래서 벌에 쏘이면 통증과 함께 부어오르며 가렵다.

또한 어떤 종류의 식물이나 미생물, 뱀이나 전갈이 지닌 독은 신경독으로 불린다. 신경독이란 신경에 작용해 신경 전달을 차단하거나 과도하게 만드는 독으로, 뇌까지 도달하지 않고 말초 신경에 작용해 근육의 활동 등에 영향을 끼친다. 뇌에 도달하는 대표적인 성분으로는 카페인과 니코틴이 있는데, 이것은 신경독이 아니다.

대표적인 신경독으로는 복어가 지닌 테트로도톡신이 있다. 이것은 나트륨 이온을 선택적으로 통과시키는 채널의 활동을 저해하는 화학 물질로, 섭취하면 신경이 전기를 발생시키거나 발생한 전기를 전도하지 못해 마비를 일으킨다. 이것이 호흡이나 심장 박동을 관장하는 신경이나 근육에 작용해 죽음으로 이어진다.

투구꽃이 지닌 독의 주성분인 아코니틴은 반대로 나트륨 이온 채널이 과도하게 활동하도록 작용한다. 다만 양쪽 모두 신경 전달이 정상적으로 작용하지 못해 죽음에 이른다.

뱀이나 전갈, 거미가 지닌 독 중에는 시냅스 전달에 작용해 신경 정보의 전달을 막는 것이 있다. 그 결과 신경에서 근육으로 정보가 전달되지 않아 마비나 호흡 곤란, 나아가 심폐 정지를 일으키기 때문에 매우 위험하다.

식물에서 유래하는 질소 화합물 알칼로이드 중에는 신경에 작용하는 것도 적지 않다. 카페인, 니코틴, 코카인, 모르핀, 아코니틴 등이 여기에 해당한다.

세계에서 가장 강한 보툴리누스균

어떤 종류의 독버섯에 들어 있는 알칼로이드의 일종인 무스카린은 니코틴과 마찬가지로 근육의 수축을 일으키는 작용을 한다. 근육을 움직이는 운동 신경에서 방출되는 신경 전달 물질은 아세틸콜린인데, 무스카린은 아세틸콜린을 받아들이는 수용체를 활성화해 근수축을 일으킨다. 이 수용체는 무스카린을 통해 작동하므로 무스카린 수용체로도 불린다. 그러나 치사량을 섭취하면 당연히 강한 근수축이 지속되어 호흡 곤란과 심폐 정지를 일으킨다.

한편 흰독말풀의 성분인 아트로핀이라는 알칼로이드는 반대로 무스카린 수용체의 기능을 방해하는 작용을 한다. 다시 말해 근 이완을 유발하는데, 역시 치사량을 섭취하면 죽음에 이르는 위험한 독이다. 안과에서 시력 검사를 받을 때 눈에 넣어주는 점안액이 아주 묽은 아트로핀이다. 동공의 움직임을 제어하는 근육을 이완시켜 눈의 본래 움직임을 정확히 측정할 수 있다.

미생물이 지닌 독 중에도 무서운 것이 있다. 예를 들어 파상풍균이 발생시키는 독은 운동 뉴런의 전달 물질 방출을 저해하는 작용을 한다. 그래서 억제성 뉴런의 전달이 멈추면 몸속 근육이 경직되고, 흥분성 뉴런의 전달이 멈추면 온몸이 이완되어 죽음에 이른다. 파상풍균의 독은 파상풍 독소로 불리며, 대부분 유아기에 예방 접종을 받는다.

세계 최강의 독으로 불리는 보툴리누스균도 신경 전달 물질의 방출에 작용한다. 1그램으로 100만 명, 심지어 1,000만 명을 죽일 수 있다는 말까지 있을 만큼 살상 능력이 강력하다. 흔히 아기에게는 벌꿀을 먹이지 말라고 하는데, 이것은 벌꿀에 보툴리누스균이 미량 포함되어 있기 때문이다. 또한 현재 널리 보급된 보톡스 치료법은 이 보툴리누스균을 약독화해 경직된 근육에 투여함으로써 근육의 경직을 없애는 것이다.

〈뉴런은 100종류가 넘는 화학 물질을 방출한다?〉(54쪽)에서도 언급했듯이, 우리가 섭취하는 약의 대부분은 신경이나 근육의 수용체를 표적으로 삼는다. 뇌는 화학 물질의 아주 미묘한 균형을 통해 유지되므로 마약이나 향정신성 의약품으로 불리는 약은 뇌에 직접 작용해 우리의 정신 기능에 영향을 미친다.

반면에 해열 진통제(이른바 두통약)나 멀미약 등은 언뜻 뇌에 직접 작용하는 것처럼 보이지만, 실제로는 통증이나 구역질을 뇌에 전달하는 말초 신경에 작용해 통증이나 구역질의 근원이 되는 물질이 발생하는 것을 억제하거나 뇌에 자극이 전달되는 것을 차단한다.

그러나 이런 물질들도 당연히 너무 많이 섭취하면 독이 된다. 예를 들어 멀미약의 유효 성분 중 하나인 스코폴라민은 아세틸콜린 수용체를 저해하는 약으로, 아트로핀과 유사한 작용을 한다. 흰독말풀에도 들어 있으며, 다수의 중독 사고가 보고되었다. 또한 해열 진통제는 너무 많이 섭취하면 소화기에 영향을 끼치거나 오히려 더 심한 두통을 일으킬 수도 있으며, 다른 장기에 악영향을 끼치는 것으로 알려져 있다. 약과 독은 말 그대로 종이 한 장 차이다.

뇌는 수수께끼로 가득하다!

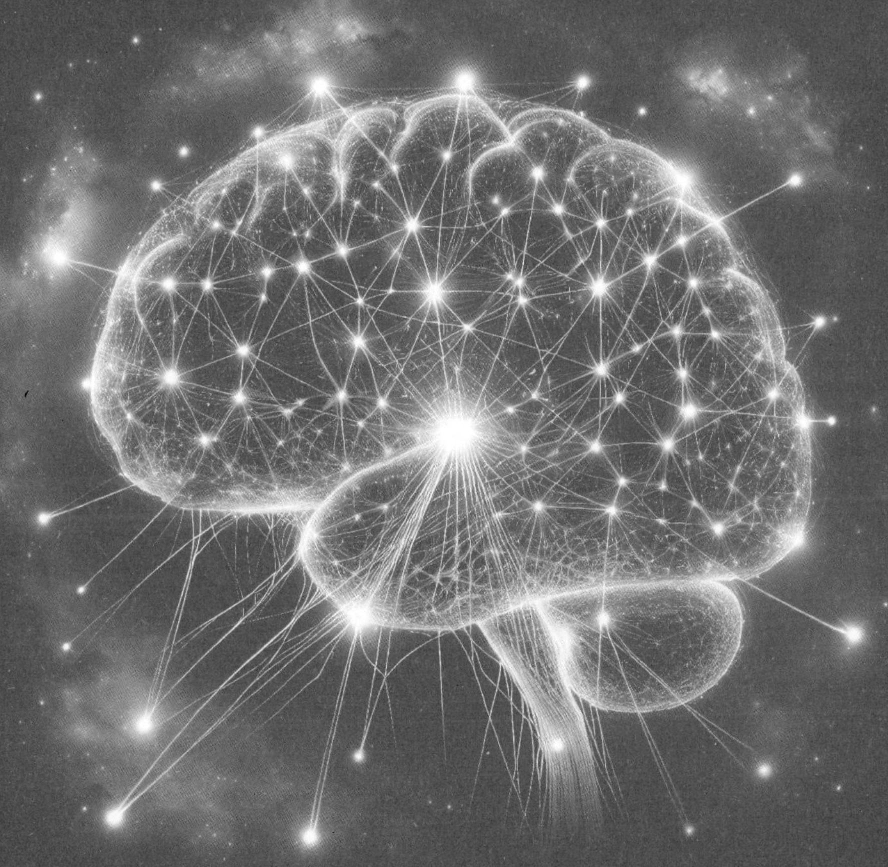

뇌는 혈액을 식히는 기관이라고?

2교시에서는 뇌과학의 역사와 지금까지 뇌가 어떻게 연구되어 왔는지 소개하겠다.

뇌과학이라는 말은 새로운 용어지만, 외과 수술이나 해부학의 역사는 약 5,000년 전 고대 이집트 시대까지 거슬러 올라간다. 고대 이집트 시대에는 파피루스라는 식물로 만든 종이에 '히에로글리프'라는 상형 문자(hieroglyph) 또는 히에라틱(hieratic)이라는 특수한 신관 문자를 사용해 기록했다. 그중에는 의료 종사자의 기록도 남아 있다.

에드윈 스미스(Edwin Smith)라는 무역상이 이집트에서 가져온 에드윈 스미스 파피루스라든가, 게오르크 에베르스(Georg Ebers)가 구입한 에베르스 파피루스 등이 유명하다. 에드윈 스미스 파피루스에는 진단이나 처치에 관한 기록이 정리되어 있고, 에베르스 파피루스에는 치료를 위한 주술과 약 조합법, 정신 질환에 관한 기술, 암 치료법에 관한 기술 등도 있다고 하니 놀라울 따름이다. 특히 에드윈 스미스 파피루스에는 머리에 부상을 입은 환자의 기록, 실어증에 시달리는 환자의 모습과 우울증 케어에 관한 기술도 있다고 한다. 이 시대에도 머리가 중요한 기관임을 해부학적으로 알고 있었던 것이다.

고대 이집트에서 많이 이루어진 미라의 목적은 혼이 되살아날 때 사용할 그릇을 남겨 두는 것이었다. 그런데 뇌 조직은 단순히 콧물을 만들기 위한 '불필요한' 것으로 여겨 미라를 만들 때 코를 통해 적출했다고 한다.

고대 그리스 시대 유명한 철학자 아리스토텔레스(Aristoteles)는 심장이 마음의 거처라고 생각해 후세 종교인과 철학자들에게 지대한 영향을 끼쳤다. 반면 의학의 아버지로 불리는 히포크라테스(Hippocrates)나 해부학의 아버지로 불리는 헤로필로스(Herophilos)는 뇌가 외부 세계를 지각(知覺)하거나 사고(思考)하는 데 중요한 기관이라는 현대적인 생각을 했다. 그러나 안

타깝게도 이후 긴 시간 동안 사람들은 뇌를 그저 혈액을 식히는 기관으로만 생각했다.

또한 그리스의 의학자 갈레노스(Galenos)는 뇌의 바닥에서 정신의 정기(精氣)가 만들어지며, 그것을 온몸의 기관에 운반하기 위해 신경이 존재한다고 해석했다. 이후 혼의 존재를 믿는 기독교가 이 해석을 받아들였으나, 그 뒤로는 뇌에 관한 연구가 금기시되었다.

동양사상에서도 혼이나 정신을 중요시하기는 했지만, 그것을 담당하는 장기가 뇌라는 생각은 주류가 아니었다. 이것은 오장육부라는 말에도 잘 나타나 있다. 오장육부는 오장(심장·폐장·간장·신장·비장)과 육부(위·큰창자·작은창자·방광·쓸개·삼초)를 의미하는데, 뇌는 여기에 포함되지 않는다. 참고로, 중요한 장기인 췌장도 오장육부에 포함되지 않는데, 당시 의학으로는 췌장을 발견하기 어려웠기 때문이라는 말도 있다.

뇌의 중요성을 깨닫지 못한 이유

맛있는 음식을 먹으면 "오장육부에 스며든다"라고 말하고, 용감한 사람을 "간이 크다"라고 표현하듯이, 내장에 기분이 깃

든다고 생각하는 경우가 있다. 혈액의 흐름이나 물의 흐름, 기의 흐름이 감각 등을 관장한다는 생각도 그 연장선에 있다고 할 수 있다. 1774년에 스기타 겐파쿠(杉田玄白) 등이 간행한 《해체신서(解体新書)》에는 뇌나 신경에 관한 이야기가 보이는데, 이를 계기로 일본에서도 조금씩 서양 의학적인 견해가 수입되기 시작했다고 이야기된다.

긴 세월 동안 뇌를 중요한 조직으로 생각하지 않은 이유로 두 가지를 들 수 있다. 정신과 관련된 것은 신성하므로 다루면 안 된다는 종교관과 뇌는 물이 많은 조직이어서 심폐가 정지되면 자기 융해를 통해 형태가 붕괴되어 액상화되기 때문이라는 이유였다. 그래서 사후에 뇌를 본 사람들은 그것이 중요한 조직임을 깨닫기 어려웠을 것이다.

그러다가 1800년대 후반 피니어스 게이지의 사례 등을 계기로 뇌의 중요성이 재인식되면서 뇌과학의 시대가 시작되었다.

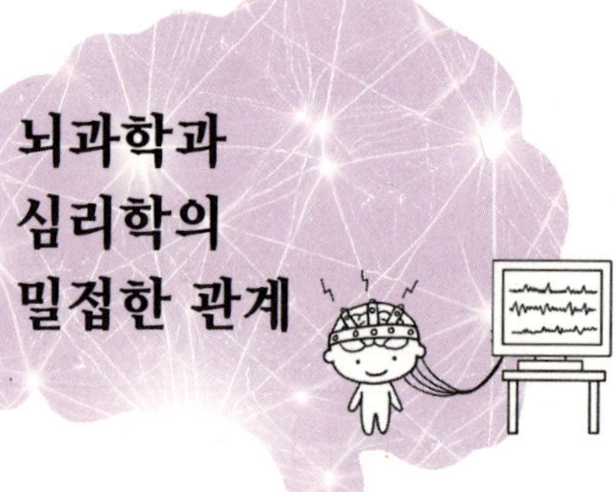

뇌과학의 범위

뇌과학과 심리학은 어떻게 다를까? 또한 과학에서는 막연하고 실체가 없는 마음을 어떻게 다뤄 왔을까?

뇌과학과 심리학은 응용 범위가 매우 넓다. 경제, 문학, 정치, 경영 등도 뇌 혹은 마음이 하는 것이라고 생각하면 뇌과학이나 심리학의 영역에 포함된다. 또한 뇌가 마음의 거처라는 점에서도 뇌과학과 심리학은 경계선이 점점 모호해지고 있다. 예를 들어 생물학적으로, 즉 뇌의 활동으로서 심리학을 이해하자는 발상은 생물학적 심리학 또는 행동 신경 과학 등으로 불리며 심리학의 한 분야가 되었다. 반면에 마음의 활동을 이해하려는 뇌과학 분야는 인지 신경 과학 등으로 불린다. 그래서 심리학을 문과 계열 학문으로 분류하는 대학도 있지만, 이과 계열로 규정하는 대학도 있다.

뇌를 컴퓨터에 비유하면 심리학이나 인지 과학은 소프트웨어에 해당한다. 이를테면 워드 프로세서로 문장을 적고 인터넷으로 동영상을 시청하는 등 컴퓨터를 어떻게 활용하느냐 하는 것이다. 반면에 뇌세포나 뇌 내 물질 등을 연구하는 것은 하드웨어로서 뇌의 특성을 밝혀내려는 학문이라고 할 수 있다. 컴퓨터로 치면 전기 회로는 어떻게 되어 있고, CPU의 성능은 어떠한지 밝히는 것이다. 이것을 뇌과학과 구별해 '신경 과학'이라고 부른다.

과학적 심리학을 처음으로 다룬 사람은 1800년대 후반에 활약한 독일의 심리학자 빌헬름 분트(Wilhelm Wundt)로 알려져 있다. 그는 세계 최초로 심리학 실험을 실시해 '실험 심리학의 아버지'로 불린다.

분트는 공이 지면으로 떨어진 소리가 들리면 신호하는 실험을 통해, 단순히 소리가 들리면 신호하는 것과 '소리가 들렸다'고 인식한 뒤 신호하는 것 사이에 0.1초 정도 오차가 있음을 증명했다. 요컨대 '무엇인가 소리가 들렸다'는 반사적인 응답에

더해 '아, 지금 소리가 들렸구나'라고 자신의 마음을 들여다보는 데는 더 많은 시간이 소요된다는 것이다.

그 후 감정이나 사고는 관찰할 수 없지만 행동은 관찰이 가능하다는 관점에서 행동에 주목하는 행동주의가 주류로 떠올랐다. 그리고 동시에 인간의 심리나 정신에는 무의식적인 욕망이나 유소년기의 경험이 영향을 끼친다는 프로이트 심리학도 융성했다.

심리학의 커다란 논제 중 하나로 '마음은 선천적인가, 후천적인가?'라는 문제를 연구한 인본주의 심리학도 활성화되었다. 인본주의 심리학은 우리를 둘러싼 환경이 마음의 성장 가능성을 키운다는 점에서 사랑이나 수용 등의 인간성을 중시했다.

또한 뇌과학과의 융합도 빼놓을 수 없다. 기능적 자기 공명 영상(fMRI) 기술(〈뇌의 상태를 측정하는 다양한 방법〉, 110쪽 참고)을 통해 뇌의 활동을 실시간으로 측정할 수 있자, 여러 가지 인지 과제나 심리 테스트에 관여하는 뇌 부위가 차례차례 밝혀졌다. 그 결과 다양한 마음의 활동이 생물학적 활동의 일부임을 알게 되었다.

현재는 신경 과학, 진화, 유전학, 정신 의학, 행동학, 인지 과학, 사회학 등 다양한 측면에서 마음의 활동이 연구되고 있다. 특히 인간은 성장 환경이나 문화, 현재 살고 있는 사회, 인간관계 등도 심리에 영향을 끼치기 때문에, 뇌의 생물학적 측면과 하드웨어로서 특성도 이해해야 한다.

하지만 단순히 그것만으로는 제대로 이해할 수 없다. 심리학과 신경 과학이 서로 지식을 공유하고 함께 걸어갈 때 비로소 수수께끼로 가득한 마음의 활동에 관해 더 많은 것이 밝혀질 것이다.

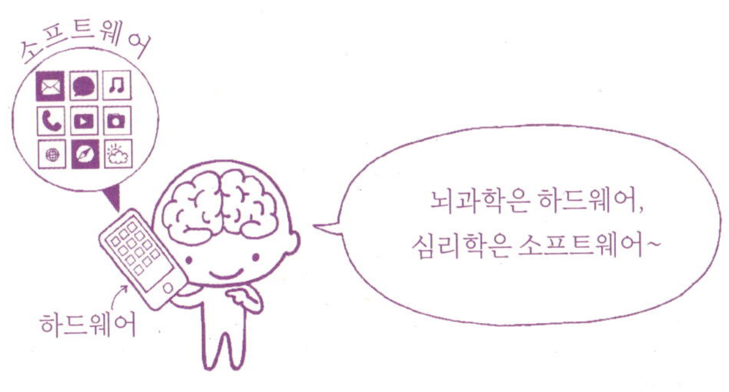

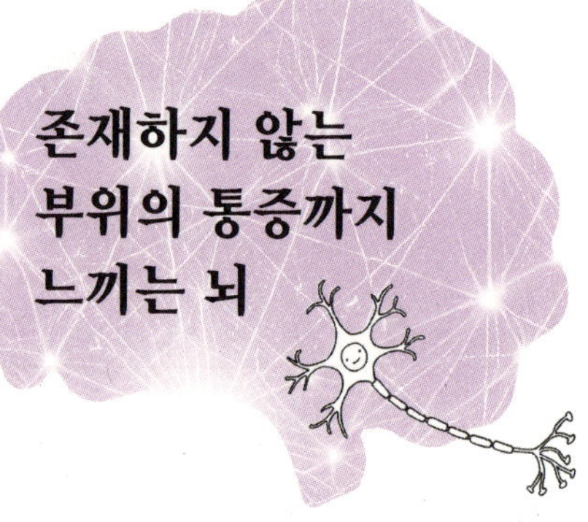

환각통의 신비

뇌의 장애는 당연히 우리 몸에 큰 영향을 끼친다. 환자 본인은 물론 가족과 사회에도 커다란 손실이다. 따라서 최대한 빨리 치료해 예전의 일상으로 돌아가기를 희망한다.

수천, 수만 건에 이르는 뇌 장애 증상 사례가 뇌 연구를 진전시켰다. 장애에 따른 기능 부전과 행동 이상은 뇌가 어떻게 작용하는지 알게 해 주는 매우 귀중한 정보이기 때문이다.

이를 통해 우리가 세상을 인식하거나 자기 몸을 자기 것으로 느끼는 것이 전혀 당연한 일이 아니며 매우 위태롭고 모호하다는 사실을 알게 되었다. 우리 몸의 기능은 소량의 약이나 독에 쉽게 반응한다. 따라서 그중 일부라도 장애를 입으면 피니어스 게이지처럼 성격이 크게 바뀔 수 있다.

앞에서 고유 감각을 담당하는 뇌 부위가 장애를 입어 자기 몸을 자기 것으로 느끼지 못하는 증례를 다뤘다. 한편 불의의 사고로 오른손을 잃은 트럭 운전사가 잃어버린 손에 통증을 느끼는 증상에 시달린 사례도 있다. 이것을 '환지통(phatom limb pain)'이라고 부르는데, 손뿐만 아니라 절단한 다리가 견딜 수 없이 저리다는 보고가 다수 있다.

통증을 느껴야 할 신경이 존재하지 않으므로 진통제도 효과가 없다. 이것은 뇌가 만들어 낸 통증인 셈이다.

인도계 미국 신경 과학자 빌라야누르 라마찬드란(Vilayanur Ramachandran)은 '뇌를 속이는' 획기적인 방법으로 이 문제를 해결했다. 종잉에 기울을 놓은 상지(기울 상지)를 준비하고, 그 상자 속에 손을 넣는다. 존재하는 손 쪽에서 들여다보면 마치 상자 속에 양손이 들어가 있는 것 같다. 이 상태에서 존재하는 쪽의 손을 문질러 주면 뇌는 거울 속 손도 문지르고 있다는 착각에 빠진다.

이런 치료를 반복하면 환지통이 사라진다고 한다. 통증이라는 감각을 지배하는 뇌가 착각을 일으켜 통증이 사라지는 것이

다. 이처럼 우리의 감각은 전부 뇌가 결정한다고 해도 과언이
아니다.

충동을 느끼는 것은 뇌 때문이다?

뇌는 감각만 지배하는 것이 아니다. 1966년 미국에서 찰스
휘트먼(Charles Whitman)이라는 남자가 아내와 어머니를 살해
한 뒤 텍사스대학교 오스틴 캠퍼스의 시계탑에 올라가서 농성
하며 무차별적으로 총을 난사하는 끔찍한 사건이 일어났다. 그
가 경찰에게 사살당하기 전까지 45명이 넘는 사람이 다치거나
죽었다.

본래 온화한 성격으로 모두에게 사랑받던 휘트먼은 사건 전
부터 두통에 시달렸다. 그는 자기 몸에 이상이 생긴 것 같으니
죽은 뒤 부검해 달라는 유서를 남겼다. 실제로 부검해 보니 뇌
의 일부에 큰 종양이 있었는데, 그 종양이 공포와 폭력을 관장
하는 편도체를 압박하고 있었다.

또한 2000년에 교사로 일하던 한 남자가 갑자기 소아 성애와
아동 학대 충동을 억누르지 못하고 아내가 데려온 어린 딸을
폭행하려다가 체포되었다. 그런데 그의 뇌를 조사해 보니 관자

환지통

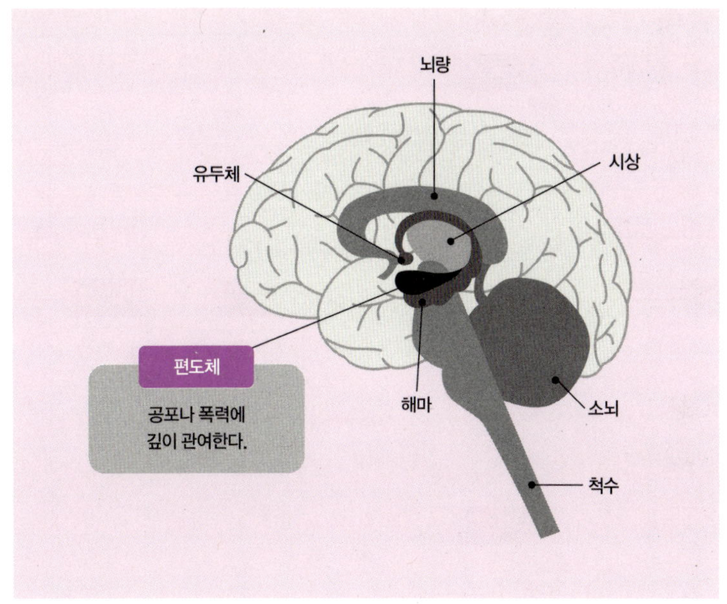

놀이 부분에 달걀 크기만 한 종양이 있었다. 그 종양을 절제하자 충동이 사라져 다시 평화롭게 생활했는데, 1년 후 다시 충동에 사로잡히자 재검사를 해보니 같은 부위에 종양이 재발해 있었다. 그래서 또다시 절제하자 역시 충동이 사라졌다.

이 사건들은 뇌가 우리의 행동을 촉진하는 충동까지 지배한다는 사실을 입증한다.

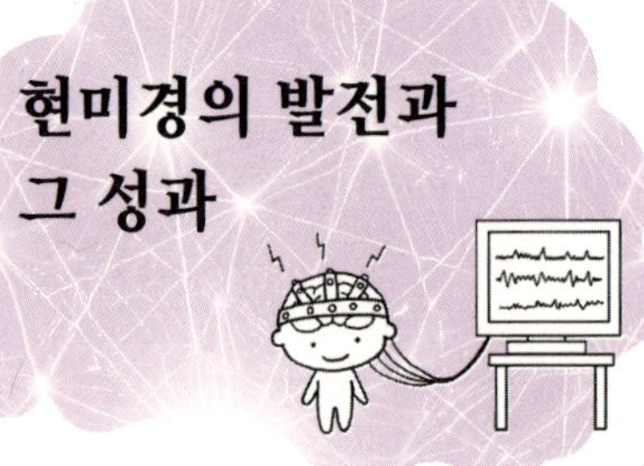

현미경의 발전과
그 성과

보이지 않는 것을 보기 위해

뇌과학의 발전을 뒷받침해 온 큰 기둥 중 하나는 현미경 기술의 발달이다. 현미경은 작은 물체를 확대해서 볼 수 있는 장치로, 뇌를 연구할 때 없어서는 안 되는 중요한 도구다.

물리학자 로버트 훅(Robert Hooke)이 현미경으로 코르크를 관찰한 것을 계기로 생물이 세포로 구성되어 있다는 사실을 알게 되었다. 코르크는 식물 세포의 시체 같은 것인데, 훅은 마치 방처럼 나뉘어 있는 구조가 규칙적으로 배열된 것을 발견하고 이것을 세포(cell)라고 명명했다.

그 후 19세기에는 식물뿐만 아니라 동물을 포함해 모든 생물이 세포로 구성되어 있다는 '세포설'이 제창되었고, 몸의 기능을 담당하는 다양한 세포의 특징이 밝혀지기 시작했다.

뇌가 세포로 구성되어 있다는 사실도 밝혀졌다. 다만 무색투명해 그저 확대해서는 제대로 볼 수 없었다. 그런데 이탈리아의 과학자 카밀로 골지(Camillo Golgi)가 질산은을 이용한 골지 염색 방법을 고안해 뇌세포를 물들이는 데 성공했다. 골지와 그의 제자 산티아고 라몬 이 카할(Santiago Ramón y Cajal) 등은 이 방법을 사용해 다양한 뇌세포의 특징을 차례차례 규명했다.

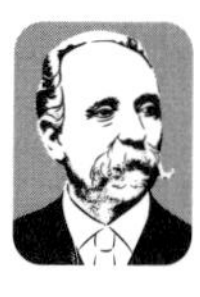

카밀로 골지
(1843~1926)

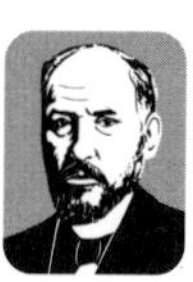

산티아고 라몬 이 카할
(1852~1934)

뇌세포는 복잡한 돌기가 잔뜩 있고 네트워크를 형성한다는 특징이 있었는데, 골지는 모든 뇌세포가 그물망처럼 연결되어 있다는 '망상 이론'을 제창했다. 반면에 제자인 라몬 이 카할은 뇌세포 하나하나가 독립된 소자로서 기능한다고 생각했으며, 그 기능 단위를 '뉴런'이라고 명명했다. 이처럼 견해가 완전히 달라, 마침내 두 사람 사이가 틀어져 버렸다고 한다.

골지와 라몬 이 카할은 뇌세포의 특징을 상세히 기술한 공적으로 1906년 노벨 생리의학상을 받았다. 그러나 두 사람은 노벨상 수상 소감에서도 서로 비판하는 발언을 했고, 평생 화해하지 않았다고 전해진다.

1950년대 들어 더욱 자세한 구조를 들여다볼 수 있는 전자현미경이 실용화되자, 뉴런과 뉴런의 접합부인 시냅스에 2만분의 1밀리미터의 틈새가 존재한다는 사실이 밝혀졌다(〈뉴런은 100종류가 넘는 화학 물질을 방출한다?〉, 54쪽 참고). 이 틈새를 '시냅스 틈새'라고 부른다.

현미경의 발전으로 라몬 이 카할의 생각이 옳았음이 밝혀진 것이다.

기술의 진보가 새로운 발견을 낳다

그 후 세포 전체뿐만 아니라 특정 단백질만 표지하고 관찰하는 방법, 나아가 특정 파장의 빛에만 응답하는 형광 물질로 표지해 여러 단백질 분포를 현미경으로 조사할 수 있는 방법이 등장함에 따라, 어떤 세포가 어떤 수용체를 가지고 있는지 등에 대한 이해가 비약적으로 진전되었다.

또한 왕해파리에서 유래한 녹색 형광 단백질(GFP)이 등장함에 따라 이들 형광 단백질을 만들어 내는 유전자 배열을 특정 유전자에 집어넣어 GFP 등으로 표시하는 기술도 눈부시게 발전했다. 참고로, 녹색 형광 단백질을 발견한 일본의 화학자 시모무라 오사무(下村脩)는 이 공적으로 2008년 노벨 화학상을 받았다.

또한 GFP 등을 개량해 세포 속에서 특정 물질의 증감에 반응해 밝기가 변화하도록 만든 편리한 단백질이 발명되자, 세포의 모양뿐만 아니라 움직임도 현미경으로 관찰할 수 있게 되었다.

현미경을 사용하면서 세포의 형태나 세포 간 위치 관계와 그 작용의 관계성을 시간 흐름에 따라 추적해 이해할 수 있게 되었다. 오늘날에는 살아 있는 실험 동물의 뇌 활동을 관찰하는 현미경 기술도 급속도로 발전해 유전자 조작 기술과 맞물려 새로운 사실이 하나둘 해명되고 있다.

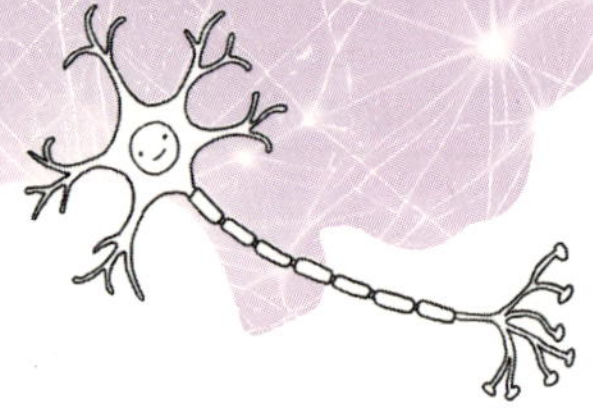

전기 생리학의 발전

모든 세포는 전기적인 활동을 한다. 짚신벌레라는 미생물이 물속에서 헤엄칠 수 있는 것도 전기적인 활동이며, 미모사를 만지면 잎을 닫는 것도 전기적인 활동이다.

생물이 전기적인 활동을 한다는 사실은 18세기 이탈리아의 의학자 루이지 갈바니(Luigi Galvani)가 발견했다. 그는 개구리의 다리 근육에 두 종류의 서로 다른 금속을 대면 근육이 움직인다는 사실을 밝혀냈다. 참고로, 이 연구에 흥미를 느낀 이탈리아의 물리학자 알레산드로 볼타(Alessandro Volta)는 두 종류의 금속에서 전기를 추출할 수 있다는 점에 관심을 갖고, 건전지의 원형인 볼타 전지를 발명했다.

전지 발명 이후 수많은 물리학자가 전기를 연구해 '전자기학'이라는 학문으로 정리했다. 전자기학의 발전 덕분에 오늘날 우리는 세탁기를 돌리고 텔레비전을 보며 전자레인지로 음식을 데워 먹는 등 그 혜택을 듬뿍 누리고 있다. 그런데 그 시작이 개구리의 다리 근육이었다니 참으로 놀랍다.

한편 기술이 발전함에 따라 생체 전기 현상을 측정하는 다양한 방법이 등장했다. 전기라고 하면 금속을 떠올리는 사람이 많다. 실제로 예전에는 금속선을 사용해 직접 측정하는 방법이 주류였다. 그러나 이 방법은 금속이 닿는 모든 부분에서 전기가 흘러 정밀한 측정이 불가능해 유리 전극을 이용하게 되었다.

유리 전극에는 유리관을 사용한다. 유리관은 유리로 만든 속이 빈 관으로, 가열하면 가늘고 길게 늘어나며 아무리 늘여도 속이 빈 상태를 유지한다. 그 성질 덕분에 끝으로 갈수록 점점 가늘어져 지름이 0.001밀리미터밖에 안 되는 매우 가는 유리관도 만들 수 있다.

유리관의 장점은 유리 자체의 경우 전기가 전혀 통하지 않는 절연체라는 것이다. 이 유리관에 생체와 조성이 같은 생리 식염수를 채우면 제일 끝부분에서만 전기가 통하게 만들 수 있다. 또한 생리 식염수는 전기를 전달하므로 끝부분에서 전기를 측정할 수 있다.

이렇게 만든 유리 전극을 세포에 꽂아 세포 속의 전기적 활동을 정확히 측정할 수 있게 되었다. 그리고 이를 통해 신경이나 근육이 전기적인 활동을 한다는 사실이 밝혀졌다. 신경을 연구할 때는 특히 화살오징어의 거대한 신경을 이용한다. 화살오징어의 신경은 지름이 1밀리미터나 된다.

'패치 클램프 기법'의 발명

영국의 생리학자 앨런 호지킨(Alan Hodgkin)과 앤드루 헉슬리(Andrew Huxley)는 이 방법을 사용해 신경 섬유가 활동 전위를 발생시키는 메커니즘을 밝혀냈다. 그들은 뇌 속에서 전기적인 활동이 일어나고 있음을 실험적으로 증명했다. 또한 아직 이온 채널이 발견되지 않았던 당시 특정 이온만 잘 통과시키는 구멍이 존재한다고 예상했으며, 자신들의 모델을 재현하는 방정식도 만들어 그것이 옳음을 증명했다. 두 사람은 이 공적으로 1963년 노벨 생리의학상을 받았다.

독일의 생물학자 베르트 자크만(Bert Sakmann)과 에르빈 네어(Erwin Neher)는 유리 전극을 세포에 꽂지 않는 것이 아니라 세포에 강하게 눌러 그 부분에 포함되어 있는 세포막의 특성을 측정하는 '패치 클램프(세포막 빨기) 기법'을 발명했다. 이 방법을 이용하면 접착된 세포막에 파묻혀 있는 이온 채널의 활동을 알 수 있다. 이를 통해 호지킨과 헉슬리가 예측했던 이온 채널의 존재가 확실해졌다. 자크만과 네어는 1991년에 노벨 생리의학상을 받았다.

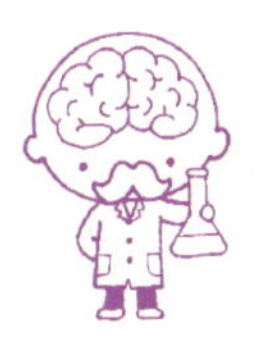

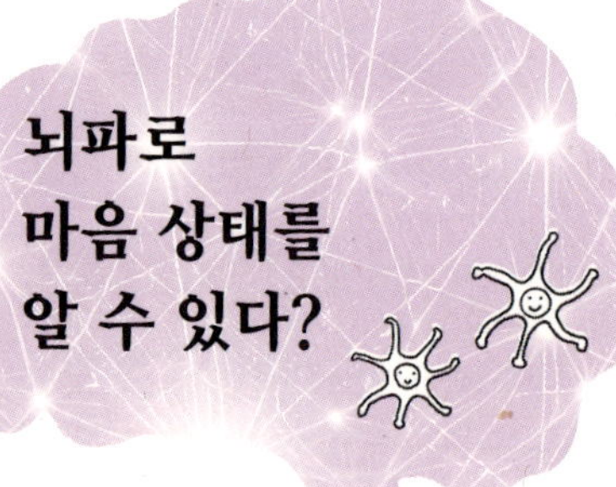

뇌파에는 알파파만 있는 것이 아니다

유리 전극을 이용한 세포 내 기록법이나 패치 클램프 기법은 기술적으로 어려워 훈련이 필요하다. 그래서 뇌의 전기적인 활동을 좀 더 간편하게 측정하기 위해 '세포 외 기록법'이 고안되었다. 이것은 실리콘으로 만든 전극 1~4개에 극히 일부 전기만 통과시키는 창을 설치하고 그곳에서 전기를 측정하는 방법이다. 이른바 '뇌파'를 측정하는 것이다.

이 기록법에서는 창을 0.1밀리미터 간격으로 설치해 뇌 조직의 얕은 부분부터 깊은 부분까지 동시에 측정할 수 있다. 세포

하나하나의 활동이 아니라 주위에 있는 세포의 집합적인 활동을 측정한다는 것이 패치 클램프 기법과 다르다. 이런 집합적인 전위를 '국소장 전위'라고 하며, 간단히 '뇌파'라고도 부른다.

뇌파는 두개골 너머로도 측정이 가능한 뇌의 집합적인 전기적 활동으로, 뇌가 살아 있는지 판단하는 지표가 되는 중요한 생체 신호 중 하나다. 뇌파는 1초에 몇 회 진동하는지 나타내는 주파수를 통해 특징지어지며, 뇌파를 측정하면 몸이 어떤 상태인지 알 수 있다. 예를 들어 깊은 잠이 들면 1초에 1~4회의 진폭이 크고 느린 서파(델타파)가 관측되고, 꿈꾸는 수면으로 불리는 렘수면 중에는 1초에 4~8회의 세타파가 관측된다.

반면에 집중해서 생각할 때는 1초에 40회 이상의 진폭이 작고 빠른 속파(감마파)가 관측되며, 같은 각성 상태이더라도 눈을 감고 쉬는 상태일 때는 1초에 10회 정도의 알파파가, 활발히 활동할 때는 1초에 20회 정도의 베타파가 관측된다.

따라서 뇌파를 실마리로 삼아 몸의 상태를 알 수 있다.

눈으로 판별하기 어려운 뇌파의 변화

뇌파를 관측하면 마음의 상태도 추정할 수 있을까? 미국의

러셀의 원형 모델

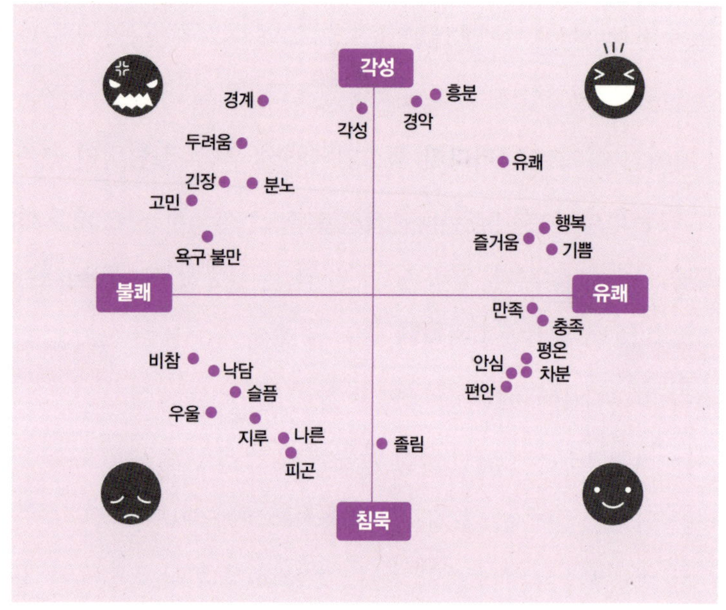

심리학자 제임스 러셀(James Russell)은 감정은 유쾌와 불쾌, 높은 각성과 낮은 각성으로 구성된 2차원의 원형으로 표현할 수 있다는 모델을 제창했다. '러셀의 원형 모델'로 알려진 이 이론에 따르면, 각성이 높고 유쾌한 상태에서는 흥분이나 행복이 표현되고, 반대로 각성이 낮고(침묵) 불쾌한 상태에서는 슬픔이나 우울함이 표현된다.

이것은 어디까지나 모델이기에 두루뭉술한 느낌이 있지만,

큰 틀은 파악할 수 있다. 따라서 심박계나 뇌파계를 사용해 유쾌와 불쾌, 각성과 수면(침묵)을 평가하면 현재 마음 상태를 파악할 수 있을 것이다.

기존의 뇌파계는 커다란 헤드기어처럼 생긴 것을 머리에 쓰고, 조금이라도 움직이면 올바른 측정이 불가능해 어려움이 있었다. 그러나 연구 개발이 진행된 결과, 현재는 냉각 시트처럼 이마에 붙여 간편하고 안정적으로 뇌파를 측정하는 장치를 저렴한 가격에 살 수 있다.

또한 미국의 뉴럴링크(Neuralink)사가 개발한, 머리카락보다 가는 와이어 전극 수만 개를 직접 뇌에 꽂는 새로운 장치로 돼지와 원숭이를 이용한 실험에 성공했다는 보고도 있다. 언젠가는 이것이 인간에게도 표준 장비로 사용될지 모른다.

뇌파의 변화는 매우 섬세해 인간의 눈으로 판별하기 어렵다. 인공지능(AI) 등을 해석에 활용해, 마음의 활동이나 뇌 기능의 변화, 뇌와 마음의 건강 상태를 일상적으로 측정하거나 검출할 수 있는 날이 오기를 기대한다.*

---

* 지난 20여 년간 뇌파와 정신 질환의 연관성에 대한 다양한 연구가 진행되었다. 대표적으로 ADHD(주의력 결핍 과잉행동 장애)의 경우 전두엽 영역에서 느린 뇌파(세타파)의 비율이 집중할 때 필요한 뇌파(베타파)보다 두 배 이상 높게 나온다는 서울대학교 병원의 논문 등이 보고된 바 있다.

뇌 기능 영상화, MRI

당연한 말이지만, 살아 있는 인간의 뇌세포 활동을 직접 측정하기는 어렵다. 두개골을 열어 현미경으로 들여다볼 수 없기 때문이다. 따라서 뇌파는 유일하게 뉴런의 집합적인 활동을 평가한 것이다. 그런데 신경교 세포의 한 형태인 별 세포는 전기를 발생하지 않아 뇌파로는 그 활동을 평가할 수 없다.

뼈를 깎거나 뇌에 전극을 꽂는 등 상처를 입힐 수밖에 없는 측정법은 뇌 조직을 손상시키므로, '침습성이 높은' 방법이라고 부른다. 반면에 뇌에 아무런 상처를 입히지 않는 측정법을

'침습성이 낮은' 방법 또는 '비침습적인' 방법이라고 한다. 이마에 붙이는 유형의 뇌파계는 침습성이 없다.

현재 인간의 뇌 기능을 비침습적으로 측정하는 방법은 몇 가지가 있다. 예를 들어 자기 공명 영상(MRI)은 초전도 금속을 몇 겹으로 감아서 만든 코일에 전류를 흘려보내, 발생한 강력한 자기장을 이용해서 생체에 있는 물이나 지방의 신호 변화를 파악하는 기술이다. 이 방법은 엑스선과 달리 피폭 염려가 없고 뇌의 상태를 단층 영상으로 살펴볼 수 있어 다양한 질병의 진단에 이용된다.

특히 혈액 속에서 산소를 운반하는 헤모글로빈이라는 분자가 산소를 방출할 때 MRI 신호가 변화하는 볼드(BOLD, blood-oxygenation level dependent) 효과를 파악해 뇌의 어떤 부위가 활발히 활동하는지 측정할 수 있다. 기능적 MRI(fMRI)라고 부르는 이 방법은 현재 인간의 뇌 기능 영상화 기술의 주류를 이룬다.

신경 회로가 활성화되면 더 많은 산소를 소비하기 때문에 MRI 신호는 낮은 상태가 된다. 그러나 산소와 결합한 헤모글로빈이 운반되면 MRI 신호가 강해져 뇌의 어떤 부위에서 신경 회로가 활성화되는지 측정할 수 있다.

최근 물이나 지방뿐만 아니라 다양한 대사물의 변화를 파악할 수 있는 자기 공명 분광법(MRS)도 제안되었다.

뇌의 특정 대사물을 측정하는 양전자 방출 단층 촬영(PET)도 진단에 이용되고 있다. 양전자를 함유한 검사약을 주사하고 그것이 뇌의 어떤 부위에 많이 흡수되는지 확인해 뇌의 상태를 측정하는 방법이다. 이를테면 알츠하이머병과 관련이 있는 베타 아밀로이드에 결합하는 화합물을 뇌에 보내 베타 아밀로이드가 뇌에 얼마나 침착되어 있는지 측정해서 알츠하이머병에 걸릴 위험성을 사전에 알아내 적절한 치료를 시작할 수 있다.

광토포그래피라고도 불리는 근적외선 분광법(NIRS)은 근적외선이라는 특정 파장의 빛을 사용해 두개골 속에 있는 뇌 조직의 혈액 흐름을 측정하는 기술이다. 근적외선은 생체 조직을 통과할 수 있지만, 혈관을 흐르는 헤모글로빈에 흡수되는 성질을 지닌다. 요컨대 쬔 빛과 비교했을 때 어느 정도의 빛이 돌아왔는지 측정하면 피가 흐르는 속도를 알 수 있다. 뇌의 활동이 활발할수록 혈액은 빠르게 흐르므로, 그 변화를 검출해 어떤 부위가 활성화되었는지 파악한다.

인간의 뇌 활동을 알기 위해서는 비침습적 방법들이 필요하다. 그러나 이런 방법들은 뇌세포의 활동 자체를 들여다보는 것이 아니라, 그 결과 일어날 혈액 흐름의 변화나 대사물의 변화를 보는 것에 불과하므로 주의가 필요하다. 또한 이런 기기

들을 사용할 때는 사람이 안정을 취하고 있어야 하므로 몸을 움직일 때의 활동 등을 측정하기는 어렵다.

앞으로 뉴런의 활동이나 신경교 세포의 활동을 실시간으로 측정할 수 있는 기술이 개발되기를 기대한다.

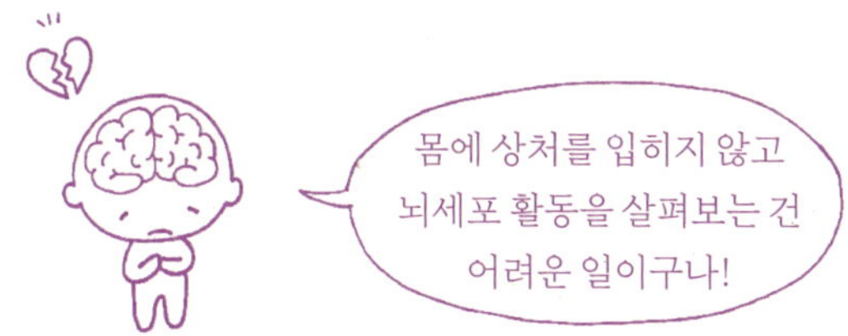

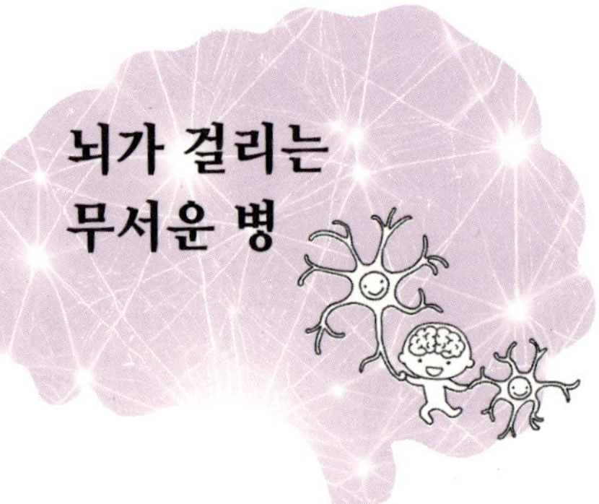

뇌가 걸리는 무서운 병

뇌기능 장애

뇌가 걸리는 병에는 여러 유형이 있다. 고혈압 등의 원인으로 뇌혈관이 파열되는 뇌출혈, 생활 습관병 등의 원인으로 뇌혈관이 막히는 뇌경색 등이 있다. 이런 병을 합쳐 '뇌졸중'이라고 하는데, 크게 출혈성 뇌졸중(뇌출혈)과 허혈성 뇌졸중(뇌경색)으로 분류된다. 또한 교통사고 등으로 머리를 심하게 부딪쳐 뇌가 물리적으로 흔들리는 뇌진탕 등으로 뇌 조직이 손상된 상태를 '외상성 뇌손상'이라고 부른다.

모두 뇌 조직에 산소나 영양이 공급되지 않아 괴사에 이르는 심각한 질환이며, 장애 부위뿐만 아니라 주변 부위로 장애가 확대되는 2차적인 피해 또한 무시할 수 없다. 장애 부위가 운동과 관련된 영역이면 운동 기능 장애, 언어와 관련된 영역이면 언어 장애 등의 후유증이 남는다.

앞에서 뇌는 뇌 내 물질의 절묘한 균형을 통해 유지된다고 이야기했다. 그런데 어떤 이유로 그 균형이 붕괴되어도 질환이 발생한다. 뇌의 어떤 부분에서 어떤 물질(또는 그것을 만들어 내는 뇌세포)이 과부족 상태가 되었느냐에 따라 증상이 달라진다. 예를 들어 50세 이상 사람 중 약 1퍼센트가 앓고 있다고 알려진 파킨슨병은 뇌의 흑색질이라는 부위에 밀집되어 있는 도파민 신경이 나이나 이런저런 이유로 변성하거나 사멸한 것이 원인이다. 그 결과 뇌 속에서 도파민이 부족해져 적절한 운동 선택을 하지 못하는 상태가 되며, 점차 자발적으로 행동을 시작하기 어려워지고 근육의 떨림 증상이 나타난다.

고령화가 진행되는 한편으로 의학도 발전해 건강한 고령자가 늘어났다. 이런 상황에서 뇌의 건강을 어떻게 유지하느냐가 향후 중요한 과제로 떠오를 것이다. 일본 후생노동성 조사 결과에 따르면 일본의 경우, 현재 65세 이상인 사람 다섯 명 중 한 명은 치매를 앓고 있는 것으로 판명되었다(한국에서는 열 명 중 한 명으로 조사되었다. 보건복지부 중앙치매센터 〈대한민국 치매현황 2024〉 참고-옮긴이 주). 또한 젊은 치매 환자도 증가하고 있는 듯하다.

뇌의 건강과 관련해, 치매에 대한 우려가 매우 높다. 치매에도 여러 종류가 있다. 뇌가 위축되어 건망증 등이 심해지는 알츠하이머형 치매, 환각이나 이상 행동 등을 보이는 루이소체 치매, 뇌경색 등의 뇌 장애에 동반되는 인지 기능 저하를 3대 치매라고 부른다.

알츠하이머형 치매, 이른바 알츠하이머병에 관해서는 학습이나 기억, 인지 기능과 관련된 아세틸콜린이라는 뇌 내 물질의 관여가 의심되고 있다.

알츠하이머병 환자의 뇌를 조사해 보면 뇌 속에서 아세틸콜린을 합성하는 전뇌 기저부(basal forebrain)에 존재하는 마이네르트 또는 마이너트 기저핵(nucleus basalis of Meynert, NBM)의 뉴런이 변성하거나 사멸했음을 알 수 있기 때문이다. 다만 실험 동물의 마이너트 기저핵을 파괴한다고 해서 반드시 알츠하이머병이 나타나는 것은 아니어서 판단하기가 어렵다. 현재 여러 가지 원인이 고려되고 있는데, 그중 하나는 대뇌 피질 전체에서 아세틸콜린의 합성이나 분해에 관여하는 효소의 이상이다.

파킨슨병이나 알츠하이머병 등 젊을 때는 이상이 없던 단백질의 성질이 변화한 것이 뇌 속에 축적되어 뉴런이나 신경교세포가 변성하거나 사멸하는 병을 한데 묶어 '퇴행성 신경 질

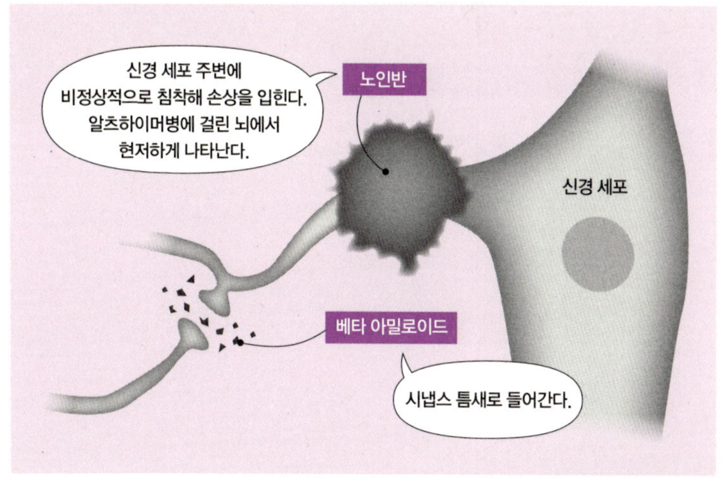

환'이라고 한다. 알츠하이머병의 경우는 베타 아밀로이드와 타우라는 단백질이 비정상적으로 축적된 것이 확인되었다. 이것을 흔히 '노인반'이라고 부른다.

파킨슨병이나 루이소체 치매는 루이소체라는 비정상적인 구조가 관측되어 루이소체병으로서 원인 규명이 진행되고 있다. 특히 파킨슨병에서 흑질 뉴런이 변성하는 원인으로 루이소체의 일종인 알파 시누클레인이라는 단백질이 후보로 거론된다. 이들 단백질은 젊은 뇌에서도 만들어지지만, 나이가 들면서 정상적으로 분해되지 않거나 잘 배출되지 않아 축적되는 것으로 보인다.

도파민의 역할과
도파민 이상

도파민은 정신에 영향을 끼친다

마음이나 기분이 잘 정리되지 않고 현실과의 접촉을 상실하는 조현병에도 도파민 과부족이 관여한다. 과거에 정신 분열증으로 불리기도 한 조현병은 사춘기 시절 발병해 평생 가는 질환이다. 주된 증상으로는 양성 증상, 음성 증상, 인지 기능 장애를 들 수 있다.*

양성 증상으로는 환각이나 환청, 도청당하고 있다는 망상 등이 있으며, 음성 증상으로는 감정 표현 능력 저하 등을 들 수 있다. 현재 양성 증상은 측좌핵에 도파민이 과도하게 전달되어 발생하고, 음성 증상은 전전두엽에 전달되는 도파민이 감소해 발생하는 것으로 보인다.

앞에서 이야기했듯이, 도파민 전달은 새로운 자극을 끊임없이 추구하며 각성과 고양감을 관장하는 뇌의 메커니즘이다. 도파민을 만드는 뉴런은 흑질 외에 복측 피개 영역(ventral tegmental area, VTA)이라는 영역에도 있다. 흑질(substantia nigra)의 뉴런이 운동 기능을 관장하는 선상체와 회로를 만드는 데 비해, 복측 피개 영역이 만드는 대규모 네트워크는 인간다운 마음의 활동이나 인지 기능에 관여하는 것으로 여겨진다.

복측 피개 영역에서 측좌핵(nucleus accumbens)을 경유해 전전두 피질에 이르는 신경 섬유 다발을 '내측 전뇌 다발(medial forebrain bundle)'이라고 부르는데, 여기에 전극을 꽂고 전기 자극을 주면 엄청난 쾌락을 느낀다는 보고가 있다. 쥐를 사용한 실험에서 스스로 레버를 밀어 전기 자극을 줄 수 있게 했더니, 쥐는 미친 듯이 레버만 계속 밀다가 결국 굶어 죽었다고 한다.

이 도파민 전달이 담당하는 뇌의 메커니즘을 '보상 체계'라고 부른다. 기본적으로는 더 좋은 보상을 추구하고 보상을 예측한다. 특히 예측을 웃도는 보상을 얻었을 때 쾌락이 커지므로, 뇌는 항상 보상 예측이 좋은 방향으로 빗나가기를 기대하며 행동을 선택한다. 이것은 새로운 일에 도전하려는 동기 부여로 이

어지며, 장기적인 계획을 세우고 더 나은 결과를 얻으려는 창의적 궁리 혹은 예술 창작으로도 이어진다. 요컨대 인간다운 뇌의 작용을 담당한다고 할 수 있다.

이 회로는 니코틴이나 알코올, 마약으로도 활성화되기 때문에 고양감을 요구해 그 물질들을 끊지 못한다. 이것을 '중독' 혹은 '의존증'이라고 한다.

반면에 앞에서 소개한 쥐의 예처럼 행동 자체가 보상 체계와 연결되면 행동 중독 상태가 된다. 예를 들어 새로운 옷을 샀을 때 얻는 고양감이나 기대감은 옷을 사서 손에 넣는 순간 사라진다. 기대감이 클수록 상실감이 커져 다음에는 더 강한 자극을 위해 더 비싼 물건을 사기도 한다.

이것은 쇼핑에만 해당하는 이야기가 아니다. 건강을 위해 러닝을 시작한 사람 중에서 나중에는 러닝 자체가 목적이 되어 몸이 망가지든 말든 매일 달려야 직성이 풀리는 상태에 빠지는 사람도 있다. 자기 힘으로는 어떻게 할 수 없는 이런 상태를 '강박성 장애'라고 부르기도 한다.

도박이나 게임 중독도 마찬가지다. 이런 중독이 골치 아픈 이유는 단순한 행동 중독과 달리 사행심을 부추기기 때문이다. 요컨대 다른 사람보다 행복해지고 싶다, 편하게 쾌락을 얻고 싶다와 같이 인간이라면 누구나 지닌 감정을 파고드는 것이다.

앞에서 소개한 쥐의 예에서는 레버를 밀면 반드시 보상을 얻는 상태보다 어쩌다 한 번 보상을 얻도록 확률을 낮췄더니 뇌의 도파민이 증가했다고 한다. 여기서도 보상 자체가 아니라, 이번에야말로 더 나은 보상을 얻을 수 있을지 모른다는 기대감이나 환상이 도파민의 방출을 촉진한 것이다.

소셜 게임이 더 골치 아픈 이유는 이것이 인정 욕구에 밀접하게 관여하기 때문이다. 인정 욕구는 예컨대 '좋아요!'를 받는 등 누군가에게 인정받고 싶다는 마음이다. 희귀 아이템 등을 얻어 SNS에 올리면 사람들이 부러워하는데, 이 경험을 잊지 못하고 더 많은 부러움을 사고 싶어 게임에 엄청난 돈을 쓰는 것이 사회 문제가 되고 있다.

스마트폰은 24시간 쉬지 않고 정보를 갱신하며 매력적인 광고를 끊임없이 발신한다. 그리고 이것은 항상 새로운 정보를 얻고 싶다, 사회와 연결되고 싶다, 타인에게 인정받고 싶다는 인간의 근원적 욕구를 자극한다. 일상생활의 필수품이라는 측면에서는 마약보다 친근한 유혹이라고 할 수 있다.

---

* 일반적인 의학적 검사, 예를 들어 암 진단 표지 검사 결과 양성이 나오면 암이 의심되는 것으로, 음성 결과가 나오면 암이 아니라는 의미로 통용되지만, 정신의학과 임상 심리학에서 조현병과 같은 정신 질환의 증상을 표현할 때는 사용법이 달라진다. 양성 증상은 겉으로 보기에 행동이나 말로 증상이 드러나는 것을, 음성 증상은 관찰하기 힘든 증상으로 잠재되어 있는 것을 의미한다.

'개성'과 '장애'의 모호한 경계선

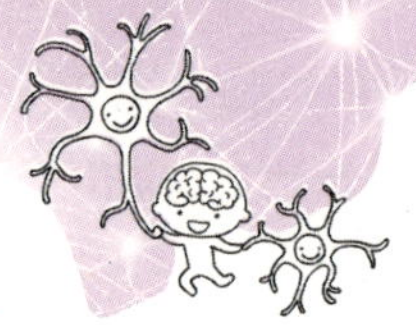

신경 회로가 너무 많다?

우리는 하루 동안 생활하면서 기분이 우울해지기도 하고 묘한 흥분감을 느끼기도 한다. 세상에는 굉장히 활동적인 사람이 있는가 하면, 소극적이고 신중한 사람도 있다. 이것은 개성이며 그 사람만의 모습이기에 서로 존중할 필요가 있다. 그런 의미에서는 완전히 중립적인 상태인 뇌나 완벽하게 정상적인 뇌 같은 것은 존재하지 않는다.

학교에서 보면 친구들과 잘 어울리지 못하는 아이, 규칙을 잘 깨는 아이, 분위기를 어지럽히는 아이 등 '조금 특이한 아이'가

한두 명은 꼭 있다. 오히려 차분하고 얌전한 아이가 더 드물다. 이처럼 개인이 지닌 성질이나 발달 수준과 관계있고 사회적 행동에 중대한 영향을 끼치는 것을 '발달 장애'*라고 부른다.

주의력에도 개인차가 있다. 주의력을 관장하는 도파민과 노르아드레날린은 뇌의 각성 수준을 조절하고 필요한 정보를 취사선택한다. 그래서 관계없다고 생각하는 정보는 억제한다. 도파민과 노르아드레날린이 부족하면 주의력 결핍 과잉 행동 장애, 이른바 ADHD라고 부르는 발달 장애가 나타난다.

자폐 스펙트럼 장애(ASD)는 사회적 의사소통 능력 결여나 강하고 편향된 고집 등이 특징이다. 솔직히 연구자들도 그런 기질이 어느 정도는 있는 듯하다.

이 질환을 과거에는 자폐증이라고 불렀다. '자폐 스펙트럼 장애'라는 명칭에서 스펙트럼은 경계가 모호한 것이 연속되어 있다는 의미다.

물론 상태가 심각하면 지적 장애나 높은 공격성으로 인해 사회생활에 지장을 초래하기도 하지만, 의사소통 장애 정도의 가벼운 상태도 자폐 스펙트럼 장애에 포함된다. 정도의 문제이기에 '개성'이라고 말할 수도 있지 않을까 싶다.**

자폐 스펙트럼 장애에는 세로토닌이라는 뇌 내 물질이 관여하는 것으로 보인다. 특히 발달기, 어머니 배 속에 있을 때의 세로토닌이 중요한 역할을 하는 것으로 알려져 있지만, 통일된 견해는 아직 없다.

발달 장애는 신경 회로의 형성에 문제가 발생한 것이 원인으로도 여겨지고 있다. 뇌의 장애라고 하면 신경 회로가 적은 것 아니냐고 생각할지 모르지만, 대부분의 발달 장애는 신경 회로가 오히려 너무 많은 상태임이 알려져 있다. 아기의 뇌에서는 뇌세포가 계속 만들어지는데, 생후 얼마 안 된 아기의 뇌에는 이미 어른과 같은 수의 뇌세포가 있다고 한다. 이후 다양한 경험을 통해 적절한 신경 회로가 발달해 학습과 기억이 성립되는 것이다.

시냅스 가지치기

뉴런의 접합부를 '시냅스'라고 하는데, 이 시냅스의 수는 생후 1년 사이 최대로 증가하고, 이후 사춘기에 걸쳐 불필요한 시냅스가 제거되며 적절한 회로가 취사 선택된다. 이것이 현재 생각되는 정상적인 발달 과정이다.

이처럼 불필요한 시냅스가 제거되는 과정을 '시냅스 가지치기(synaptic pruning)'라고 한다. 어떠한 이유로 이 시냅스 가지치기가 정상적으로 진행되지 않은 것이 발달 장애로 생각된다.

남들보다 신경 회로의 수가 많고 복잡한 상태라고 할 수 있다.

뇌는 불필요한 신경 회로를 제거함으로써 에너지 절약을 실현한다. 건강한 뇌 기능을 위해서는 높은 에너지 효율이 필요하다. 그런데 발달 장애인의 뇌는 에너지 효율이 낮은 편이다.

한편 발달 장애 혹은 지적 장애를 안고 있는 사람 중에 '서번트 증후군(savant syndrome)'***을 가지고 있는 사람도 있다. 그런 사람은 경이로운 기억력을 지녀 과거에 딱 한 번 본 거리의 모습을 건물 하나하나까지 그림으로 완벽하게 재현하는 등 천재적인 능력을 발휘한다. 이에 관해서도 아직 밝혀지지 않은 것이 많지만, 정상·장애·천재의 경계가 모호하다는 것은 분명하다.

---

* 전 세계가 공통으로 사용하는, 정신과 진단의 기준이 되는 책 DSM-5에서는 ADHD, 자폐 스펙트럼 장애, 지적 장애 모두 '신경 발달 장애(neuro-developmental disorder)'에 속한다. 신경 발달 장애는 유년기부터 뇌의 발달이 지연되어 발생하는 다양한 적응상 문제를 포괄한다.

** 미국에서는 뇌가 가진 다양한 특성을 장애라는 이름으로 묶지 않기로 하고 차별을 벗어나자는 '신경 다양성(neuro-diversity)' 개념이 각광받았다. 2017년 《하버드 비즈니스 리뷰》에서는 구글이나 마이크로소프트와 같은 회사에서 '신경 다양성 인재'와 같은 이름으로 자폐 스펙트럼이나 ADHD 증상을 보이는 사람들이 가지는 특출난 능력에 관심을 갖고 인재를 채용했다는 사실을 싣기도 했다.

*** 서번트 증후군은 자폐 스펙트럼에서 비교적 자주 관찰되지만, 자폐에만 특이적인 현상은 아니며 다른 발달장애·지적 장애·뇌염으로 인한 후천적인 뇌손상에서도 나타날 수 있다. 사회성이 떨어지고 의사 소통 능력이 낮으며 반복적인 행동 등을 보이는 여러 뇌 기능 장애를 가지고 있으나 기억, 암산, 퍼즐이나 음악적인 부분 등 특정한 부분에서 우수한 능력을 가지는 증후군으로 아직 이에 대한 정확한 원인은 밝혀지지 않았다.

뇌과학적 스트레스 해소법

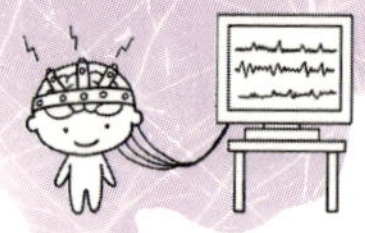

스트레스를 견뎌 내는 회복 탄력성

불쾌한 일을 겪어도 맛있는 음식을 먹고 하룻밤 자고 나면 깔끔하게 털어내는 사람이 있는 반면에, 며칠 지나도 끙끙 앓으며 좀처럼 털어내지 못하는 사람이 있다. 어떤 의미에서는 이것도 개성이라고 할 수 있다.

두 성향 중 어느 쪽이 더 좋다고 말할 수는 없다. 그런데 왜 이런 차이가 생기는 것일까?

꺾이지 않는 마음을 회복 탄력성(resilience)이라고 한다. 본래 사람은 용수철처럼 복원되는 힘을 지니고 있다. 스트레스 사회를 극복하기 위한 비결로 회복 탄력성을 높이자는 이야기를 종종 듣는다. 그러나 회복 탄력성이 뇌의 어떤 작용을 의미하는지는 아직 명확히 밝혀지지 않았다.

스트레스를 무조건 나쁘다고 생각하는 경향이 있는데, 절대 그렇지 않다. 일정한 것을 선호하는 생물 본연의 원리를 기반으로 생각하면, 몸이 응답할 필요가 있는 것은 전부 스트레스인 셈이다.

극단적으로는 빛이 보인다든가 소리가 들리는 것도 스트레스라고 표현하는 경우가 있다. 몸은 그것에 즉시 대응하고, 아무 일 없었다는 듯 돌아가거나 다음에 그것이 왔을 때 재빨리 대응할 수 있도록 몸을 다시 만드는 '적응'을 한다.

뇌의 관점에서 보면 새로운 환경이나 미지의 자극은 생명의 위험을 동반할 수 있는 스트레스의 일종이다. 이런 상황에서는 노르아드레날린의 방출이 활발해져 뇌를 풀회전시키고 각성 상태를 높이며 기억을 총동원해 현재 상황에 대응하고, 이 상황을 확실히 학습해서 다음에 대비하고자 노력한다. 전체적으로 뇌가 활성화 상태가 된다는 말이다. 처음 해외여행 갔을 때 먹은 음식이나 작은 트러블에 휘말렸을 때 일을 평생 잊지 않고 기억하는 것도 이런 뇌의 활동 때문이다.

단기적인 스트레스는 뇌에 좋은 것이므로, 뇌의 건강을 위해서도 정상적인 발달을 위해서도 적극적으로 새로운 것을 추구하며 밖으로 나갈 것을 권한다.

열쇠는 세로토닌

그러나 이 스트레스가 장기적으로 계속되면 문제가 된다. 스트레스에 맞서려는 뇌 내 물질은 노르아드레날린과 코르티솔이다.

스테로이드 호르몬의 일종인 코르티솔은 스트레스 호르몬으로 불리기도 하는데, 온몸을 돌아다니면서 다양한 반응을 일으켜 전력으로 스트레스에 대처하려 하므로 여러 가지 신체적 이상이 발생한다. 특히 골치 아픈 점은 이 코르티솔이 장기간 작용하면 어떤 이유에서인지 뇌세포가 사멸해 버린다는 것이다. 그렇게 되면 원래 상태로 쉽게 돌아가지 못한다.

널리 알려진 스트레스 반응으로 우울 상태가 있다. 기분이 개운하지 않고, 아침에 잘 일어나지 못하며, 부정적인 기분이 든다. 또한 자살 충동이 동반되기도 한다. 이런 상태가 몇 주일 동안 지속되면 우울증으로 진단한다.

우울 상태에는 세로토닌, 노르아드레날린, 도파민 등 수많은 뇌 내 물질이 관여한다. 특히 우울증 환자에게서는 세로토닌의 분비에 변화가 나타나, 세로토닌을 표적으로 삼는 대증 요법이 주류를 이룬다.

병원에서 처방받는 항우울제나 항불안제의 주성분은 본래 뇌 속에서 과잉 분비된 세로토닌의 '재흡수'를 저해하는 SSRI다. 우울증 환자는 세로토닌 분비량이 감소하기 때문에 SSRI를 복용해 상대적으로 세로토닌의 양을 늘린다는 발상에 기반을 둔 것이다.

그러나 SSRI가 효과를 발휘하지 못하는 유형의 우울증도 있고, SSRI가 효과를 발휘하기까지 몇 주일에서 몇 개월이 걸리기도 한다. 따라서 단순히 세로토닌의 양을 늘린다고 해결되는 것은 아니다.

현재 전 세계 연구자가 세로토닌이 아닌 다른 관점에서 우울증의 근본적인 치료법을 찾아내고자 연구에 몰두하고 있다.

일부러 낯선 길 헤매 다니기

나는 불쾌한 경험을 해도 하루만 지나면 툭툭 털어내는 유형이다. 그럼에도 마음이 걷잡을 수 없이 우울할 때는 근처 낯선

거리를 무작정 돌아다닌다. 집에 도착하면 녹초가 되지만, 아는 길이 보였을 때의 안도감과 성취감으로 마음이 충만해진다. 어쩌면 의도적으로 다른 스트레스를 주어 뇌를 활성화하는 것인지도 모른다.

그렇게 했는데도 우울함을 주체할 수 없을 때는 과거에 성공 체험을 함께했던 동료에게 연락해 실현 가능성을 신경 쓰지 않고 미래의 장대한 꿈에 관해 이야기꽃을 피운다.

이것이 내 스트레스 해소법이다. 그렇다면 이것이 뇌과학적으로 이치에 맞는 방법인지 검증해 보자.

뇌 내 물질의 관점에서 보면, 걷기·달리기·씹기 등의 리드미컬한 운동은 세로토닌의 분비를 촉진한다. 동물 실험에서 미로 등의 탐색 행동이나 먹이를 찾는 포식 행동을 할 때 아세틸콜린의 분비가 활발해지고 세타파가 상승했다고 한다.

여행이라는 새로운 체험은 노르아드레날린을 분비시키며 스트레스 반응을 통해 기억력이나 학습 능력을 높이는 효과가 있다. 그리고 현실에서 벗어나 꿈을 갖거나 미래 계획을 세울 때는 기대감에 부풀어 도파민 분비가 활발해진다.

그러고 보니 그동안 나도 모르는 사이 이런 뇌 내 물질의 분비를 활성화하는 행동을 해 온 셈이다.

침팬지에 관한 연구에서 굉장히 흥미로운 내용을 본 적이 있다. 무엇인가 어려운 과제를 부여하면, 침팬지는 과거에 협력적이었던 동료를 선택해서 함께 그 과제에 몰두하려는 경향이 있다는 내용이었다. 침팬지도 나와 똑같은 생각을 한 것이다.

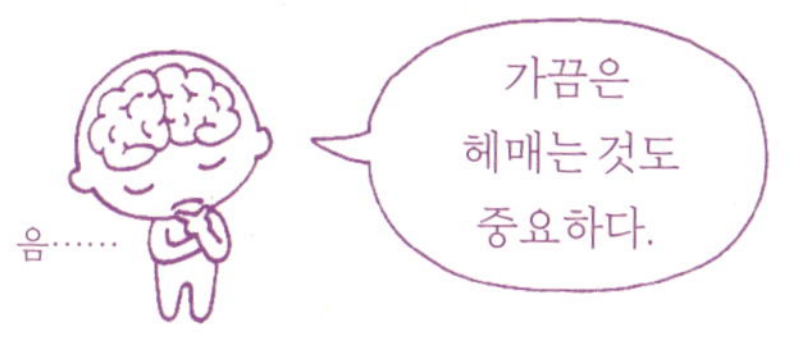

밤에 커피를 마시면 왜 잠이 안 올까?

의식에 영향을 주는 약들

인간은 어떻게든 의식에 개입하고 싶어 한다. 기껏 뇌가 뇌 내 물질의 균형을 절묘하게 맞춰 놓아도 안일하게 손대다 호된 꼴을 당한다.

나도 커피나 차를 매우 좋아해, 오히려 자기 전에 커피나 차를 마시지 않으면 잠이 안 오는 특이한 체질이 되어 버렸다. 커피나 차에 들어 있는 알칼로이드(식물에서 유래한 유기 질소 화합물)의 일종인 카페인은 뇌 속에서 아데노신이라는 물질의 수용체를 저해하는 작용을 한다. 아데노신은 세포의 에너지가 되는 아데노신삼인산(ATP)이 분해되어 생기는 것으로, 깨어 있을 때 점점 뇌에 축적되고 잠들면 아데노신이 감소해 졸음이 사라진다.

아데노신 수용체는 도파민 수용체와 함께 활동한다. 아데노신 수용체에 아데노신이 결합하면 반대로 도파민 수용체의 활동이 감소하는 성질이 있다. 그런데 카페인은 아데노신 수용체를 저해해, 카페인이 효과를 발휘하는 동안에는 도파민 수용체가 활발히 활동해 각성 상태를 유지한다. 그러나 아데노신 자체가 감소한 것은 아니기 때문에 카페인의 효과가 없어지면 갑자기 졸음이 쏟아진다.

'절대 금지!'를 외치는 이유

그렇다면 번거로운 과정을 거치지 않고 도파민의 양을 직접 늘리면 되지 않을까? 담배에 들어 있는 니코틴과 인공 합성된 각성제가 그런 물질이다. 이런 화학 물질은 뇌에 흡수되어 보상 체계에 작용해 쾌락을 가져다주므로 강렬한 의존증을 형성한다. 또한 약물 내성이 생겨 더 많은 약을 원하며, 약물이 몸 속에서 사라지면 심한 이탈 증상이 찾아와 약물을 끊기가 점점 어려워진다.

　이들 약물을 상습적으로 사용하는 사람은 벌레가 피부 아래를 기어다니는 것 같은 환각에 빠지기도 하고, 도청당한다는 피해망상에 시달리기도 하며, 공격성이 증가하기도 한다. 이런 증상은 도파민 균형의 이상이 원인으로 보인다.

　어떤 약물은 뇌 속에서 도파민뿐만 아니라 세로토닌의 양을 늘려 행복감을 지속시킨다. 청량음료와 비슷해 위험한 약물로 보이지 않으니, 주변에 놓여 있으면 무심코 마시지 않도록 주의해야 한다.

　여기까지 읽은 독자라면 일단 약물에 중독된 뇌를 원래 상태로 되돌리기가 얼마나 어려운지 이해할 것이다. '절대 금지!'라고 목이 터져라 외치고 싶다.

약보다 명상을

　환각제 종류의 약물에는 문자 그대로 환각 작용이 있어, 눈에 비치는 것이나 귀에 들리는 음악 등의 감각이 매우 선명하고 아름답게 느껴진다. 그래서 예술가들이 의존증에 빠지기도 한다.

　연구를 통해 환각제를 섭취하면 〈번뜩이는 영감은 어디서 올

까?〉(71쪽)에서도 소개한 기본 모드 네트워크의 활동이 약해
진다는 사실이 밝혀졌다. 우울증 환자는 기본 모드 네트워크의
활동이 과도해지기 때문에, 항우울제로서 사용을 검토 중인 약
제도 있다.

기본 모드 네트워크는 인지 편향이나 상식 등으로 뇌의 에너
지 절약을 실현하는 동시에 과거에 대한 후회나 미래에 대한 불
안감 같은 잡념도 만들어 낸다. 이런 잡념을 배제하고 몸으로 들
어오는 다양한 감각을 '생생하게' 느끼도록 만드는 효과가 있어
예술가들이 의지하는지도 모른다.

생각해 보면 우리도 어릴 때는 온갖 감각을 있는 그대로 생
생하고 아름답게 느꼈다. 물론 어린 시절로 돌아갈 수는 없지
만, 명상이나 좌선 등을 통해서도 환각제 등을 섭취한 것과 같
은 효과를 얻을 수 있다. 약물에 의지하지 않고 창조성을 발휘
할 방법은 얼마든지 있다.

뇌의 가능성은 무한하다!

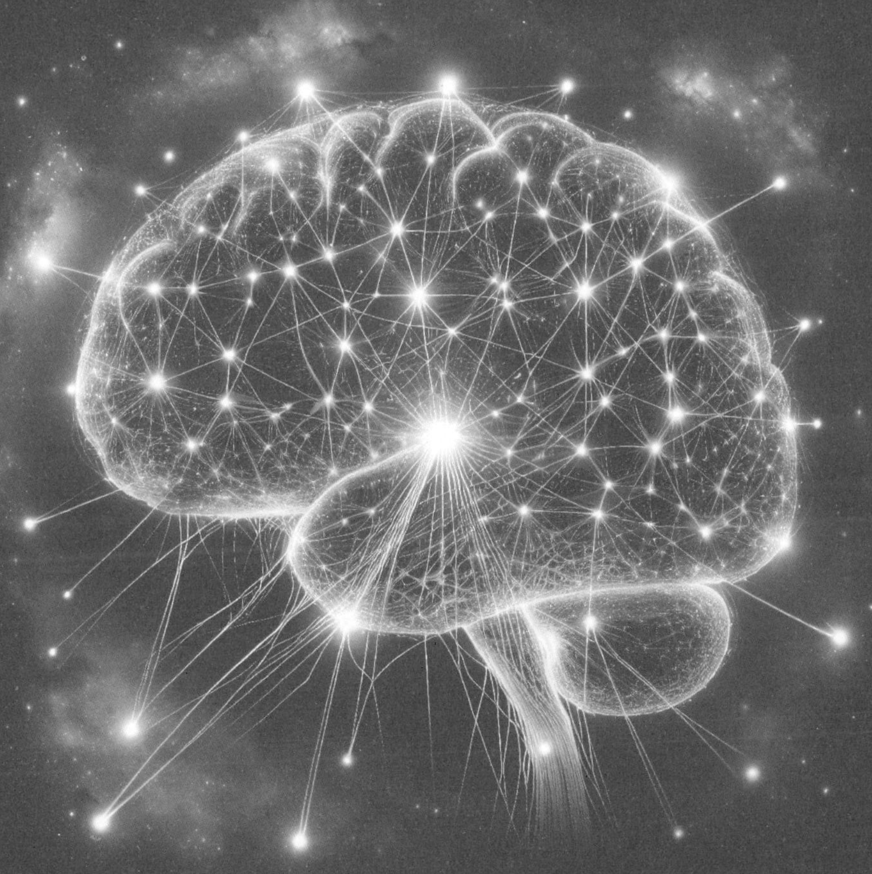

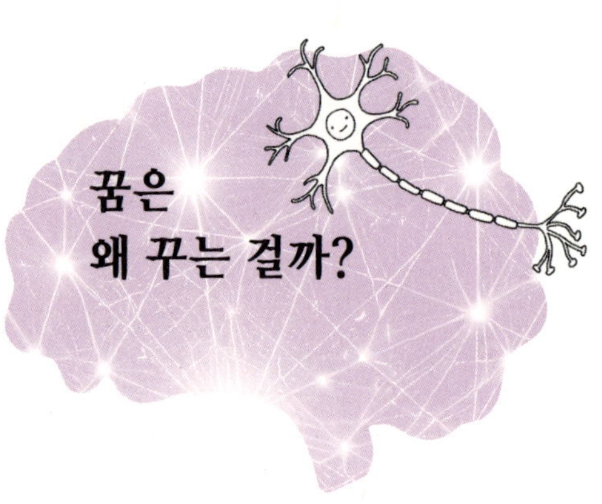

수면 중 뇌의 활동

수면은 3대 욕구 중 하나다. 그렇다면 생물은 왜 잠을 잘까? 그러잖아도 인생이 짧은데 잠을 자지 않고 활동할 수 있다면 얼마나 좋을까 하는 생각을 해 본 사람도 있을 것이다.

수면 중에는 뇌도 활동을 멈출까? 그렇지 않다. 각성 중일 때와는 활동 패턴이 다르지만, 수면 중에도 뇌는 열심히 활동한다. 깊은 수면 중에는 1초에 1~4회로 진폭이 느리고 큰 델타파가 관측된다.

그 밖에도 수면 중에 나타나는 변화가 있다. 바로 안구의 움직임이다. 수면은 이 안구가 격렬하게 움직이는 렘(REM)수면과 움직이지 않는 비렘(Non-REM)수면으로 분류할 수 있다. 비렘수면은 다시 잠의 깊이를 기준으로 3단계로 분류하는데, 세 번째 단계가 서파 수면이라고 부르는 깊은 수면에 해당한다.

사람이 잠에 빠지면 먼저 15~20분에 걸쳐 비렘수면 상태인 1단계에서 2단계로 이행하고, 그 후 서파 수면이 30분 정도 계속된다. 그런 다음 렘수면으로 이행하며, 렘수면이 15~20분 정도 계속된 뒤 비렘수면으로 돌아간다. 이 비렘수면과 렘수면의 사이클은 약 90분 간격이며, 일반적인 수면에서는 이 사이클을 서너 번 반복한다.

렘수면은 꿈을 꾸는 수면으로 불린다. 그런데 렘수면 도중에 깨면 꿈 내용을 기억한다. 깨어났을 때 기억하는 꿈은 직전인 렘수면 중에 꾼 꿈인데, 사실 사람은 보통 하루에 서너 번 꿈을 꾼다. 악몽을 꾸다가 한밤중에 잠에서 깨는 것은 그런 이유다.

꿈을 꾸는 것도 참 신기한데, 수면에는 대체 어떤 의미가 있을까? 물론 몸을 쉬고 소화를 촉진하며 성장 호르몬을 분비해 몸을 만들거나 회복시킨다는 의미도 있다. 하지만 뇌가 기억을 정리하고 학습 내용을 정착시키는 데도 수면이 중요한 역할을 한다.

수면 중인 뇌의 활동을 조사해 깨어 있는 동안 보이던 뇌의

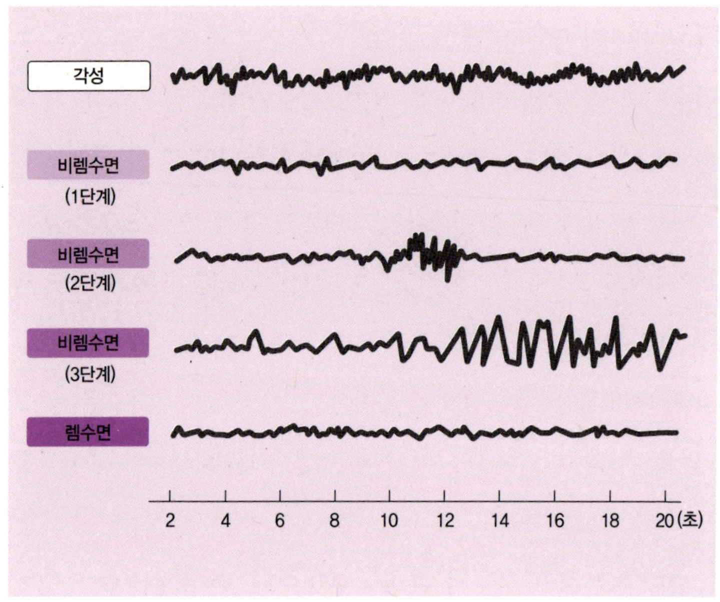

활동과 같은 패턴이 반복된다는 사실이 판명되었다. 말하자면 수면 중에 자신의 행동을 되돌아보고 학습 내용을 정착시킨다. 흔히 밤샘 공부로 외운 내용은 기억에 남지 않는다고 하는데, 실제로 충분히 잠을 자는 것이 기억 형성에 중요하다는 사실이 밝혀졌다. 또한 기억을 정리하는 모습을 보는 것이 꿈의 정체라는 설도 있다.

머릿속에 또 하나의 세계가 있다?

그런데 왜 잠을 잘 때 꿈을 꿀까? 뇌 속에는 현실 세계를 바탕으로 구축한 내부 모델이라는 세계가 존재한다. 그리고 이것이 예측이나 정보의 보완에 도움을 주는 것으로 여겨지고 있다.

인간은 태어날 때부터 시행착오를 반복하며 이 내부 모델을 구축하려 열심히 힘쓴다. 예를 들어 근육을 이렇게 움직이면 손이 어떻게 움직일 것이라든가, 공을 이 정도 힘으로 던지면 어떤 궤도를 그리며 떨어지리라는 것 등이다. 특히 시각 회로에는 뇌로 들어간 정보의 10배가 넘는 신호가 뇌에서 돌아와 정보를 보완한다는 이야기도 있다.

캄캄한 공간에 있으면 생생한 환각을 보거나 유체 이탈을 하거나 임사(臨死) 체험을 하는 것은 이 내부 모델의 이미지를 보았기 때문으로 여겨진다. 우리가 매일 꾸는 꿈도 이 뇌의 내부 모델 세계일지 모른다.

뇌 속을 흐르는 물은 어떤 일을 할까?

뇌에도 노폐물이 쌓인다

수면은 기억의 정리에 중요한 역할을 하는데, 최근 들어 또 다른 의의가 밝혀졌다. 바로 뇌 속 노폐물 배출이다.

세포가 활동하면 이런저런 노폐물이 생기는데, 체조직에서는 세포를 둘러싸고 있는 세포 간 질액에서 림프관으로 흡수되어 림프액으로 배출된다. 그런데 뇌에는 림프관이 없어 뇌세포가 어떻게 노폐물을 배출하는지 오랫동안 수수께끼로 남아 있었다.

한편 뇌는 두개골 속에서 무색투명한 뇌척수액에 담겨 있다.

뇌척수액은 뇌 속에서 끊임없이 생산되어 교체된다. 미국의 연구자들은 생쥐를 이용한 실험을 통해 뇌 조직 속으로 스며든 뇌척수액이 세포 간 질액이 되어 노폐물을 운반해 뇌 밖으로 배출한다는 사실을 밝혀냈다.

여기서 말하는 노폐물은 알츠하이머병과도 관계있는 베타 아밀로이드 등이다. 요컨대 우리는 평소에 베타 아밀로이드를 만들지만, 그것이 뇌에 축적되지 않도록 확실히 배출해 건강을 유지할 수 있는 것이다.

그런데 왜 나이를 먹으면 이 노폐물이 뇌에 축적될까? 그것은 뇌 속으로 스며드는 뇌척수액의 활동이 약해지기 때문이다. 분명히 나이를 먹으면 잠이 줄어든다는 이야기가 있고, 알츠하이머병 환자는 수면 장애를 동반한다는 보고도 있다. 수면 장애라서 알츠하이머병에 걸리는 것인지, 아니면 알츠하이머병에 걸렸기 때문에 수면 장애가 나타나는 것인지 그 인과관계는 아직 알 수 없지만, 수면과 알츠하이머병은 관계있는 것으로 보인다.

뇌 속에서 물의 흐름을 만들어 내는 단백질 아쿠아포린4는 뇌척수액이 뇌 속에 스며드는 데 중요한 역할을 한다. 말하자면 물이 지나가는 길이라고 할 수 있다.

아쿠아포린을 발견한 미국의 의학자 피터 아그리(Peter Agre)

뇌 속의 물이 지나가는 길

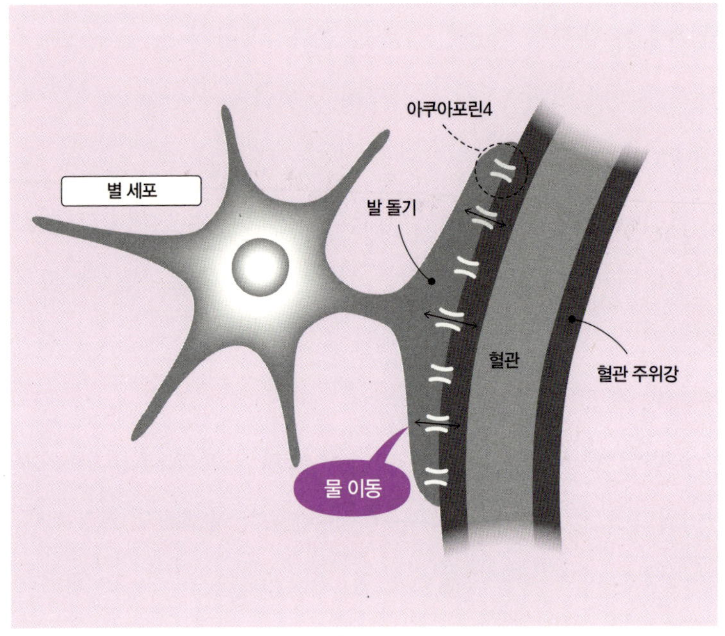

등은 그 공적을 인정받아 2003년 노벨 화학상을 받았다.

아쿠아포린은 여러 종류가 있는데, 뇌에서 중요한 활동을 하는 것은 아쿠아포린4다. 이것이 혈관을 둘러싼 별 세포의 돌기 위에 정렬되어 있어, 이를 통해 물이 드나드는 구동력을 만들어 내는 것으로 보인다. 실제로 우리 연구 팀은 선천적으로 아쿠아포린4가 결핍된 유전자 변형 생쥐(아쿠아포린4 녹아웃 마우스)는 뇌척수액이 뇌 조직에 잘 스며들지 못함을 증명했다.

그런데 나이를 먹으면 이 아쿠아포린4의 정렬이 흐트러져 올바른 물의 흐름을 만들어 내지 못한다. 나아가 노폐물 배출이 정체되어 노폐물이 뇌 속에 축적된다.

잠을 자면 뇌의 틈새가 벌어진다

뇌 속에 있는 물의 흐름은 깨어 있을 때와 자고 있을 때 다르다는 사실도 밝혀졌다. 뇌척수액은 뇌가 각성 상태일 때는 그다지 스며들지 않고, 수면 중이거나 마취 상태일 때 촉진된다는 것이다.

이것은 수면 중일 때와 각성 중일 때 뇌세포 틈새 공간의 부피가 변화하기 때문으로 생각된다. 수면 중에는 틈새가 벌어져 물이 더 많이 흐른다. 특히 깊은 잠인 서파 수면 중에는 뇌 속 물의 흐름이 좋아진다는 사실이 생쥐와 인간 양쪽에서 발견되었다.

더 많은 사실이 해명되기를 기다려야겠지만, 뇌가 본래 지닌 '고압 세척'의 원리를 잘 이용하면 알츠하이머병을 비롯한 수많은 병의 치료나 예방에 도움이 될 것으로 기대된다.

뇌를 건강하게 유지하려면 잠을 충분히 자야 한다.

머리가 좋다는 것은 무슨 의미일까?

답이 없는 문제와 마주하는 것이 지성

머리가 좋다는 말에는 여러 가지 정의가 있어 한마디로 정리할 수 없다. 계산이 빠르거나 기억력이 좋은 사람뿐만 아니라, 타인의 마음을 잘 읽는 사람, 음악이나 미술 등 예술에 조예가 깊은 사람, 말솜씨가 좋은 사람, 리더십이 있는 사람도 머리가 좋다고 할 수 있다.

지능과 지성이라는 말의 의미를 직감적으로는 알 것 같은데, 정확히 어떻게 다를까? 나는 '지능'이란 답이 있는 문제에 대해 빠르게 답을 찾아내는 능력이고, '지성'이란 답이 없는 문제에 대해 답을 찾아내려는 행위 자체를 가리킨다고 생각한다. 따라서 인공지능(AI)은 어디까지나 지능이므로 계산이나 분류 등은 인간보다 잘해도 인간과 같은 지성을 획득할 수는 없을 것이다.

2045년에 인공지능이 인간의 능력을 능가하는 기술적 특이점(technological singularity)이 온다는 이야기가 많다. 인간의 직업 중 대부분을 인공지능에 빼앗길지 모른다며, 다들 인간만 할 수 있는 일을 찾으려 애쓴다.

물론 인공지능이 잘하는 분야는 많을 터이므로, 인간이 할 수 없는 일이나 인간이 잘하지 못하는 분야는 인공지능에 맡겨야 한다. 다만 SF 영화처럼 인공지능이 인간의 뇌를 능가해 인류를 지배할지 모른다는 두려움에 관해서 나는 낙관적이다. 인공지능이나 컴퓨터는 절대 뇌가 될 수 없으며, 뇌를 능가하는 날도 절대 오지 않을 거라고 생각한다. 그 이유에 관해서는 이 책 후반부에서 천천히 설명하겠다.

지능은 크게 유동 지능과 결정 지능으로 나뉜다.* 유동 지능은 직관이나 처리 속도 등에 관여하는 능력이고, 결정 지능은 창조력이나 의사소통 능력, 사회 적응력 등 언어에 관한 능력으로 정의된다. 유동 지능은 서른 살 정도에 정점을 찍고 예순다섯 살 무렵부터 저하되지만, 결정 지능은 스물다섯 살 이후에도 계속 상승하며 나이를 먹어도 저하되지 않는다. 이 정의에 따르면 내가 생각하는 지성은 결정성 지능 쪽인지도 모른다.

이는 개인의 내부에서 발휘할 수 있는 지능이 나이를 먹으면서 변화한다는 의미인데, 그렇다면 뇌과학적으로 머리가 좋은 사람은 그렇지 않은 사람과 어떤 차이가 있을까? 특히 뇌에는 어떤 차이가 있을까? 이에 대한 통일된 견해는 아직 없지만, 도움이 될 만한 연구 사례를 하나 소개하려 한다.

IQ가 높은 사람의 정신 회로는?

독일에서 지능 지수(IQ)를 지표로 삼아 뇌의 차이를 밝혀내려는 실험이 실시되었다. 기존의 연구에 따르면 IQ가 높은 사람은 대뇌 피질의 부피가 컸는데, 이 연구에서도 IQ가 높은 사람은 대뇌 피질의 부피가 크다는 사실이 발견되었다.

그런 다음 IQ가 높은 사람과 그렇지 않은 사람의 신경 회로가 어떻게 다른지 직접 가시화하려고 시도했다. 언뜻 생각하면 머리가 좋은 사람은 머릿속에 신경 회로가 가득 차 있을 것 같지 않은가? 나도 그렇게 생각했다. 그런데 연구 결과, IQ가 높을수록 신경 회로가 단순하다는 것이 판명되었다. 반면에 IQ가 낮은 사람은 신경 회로가 더 복잡했다.

IQ가 높은 사람의 뇌

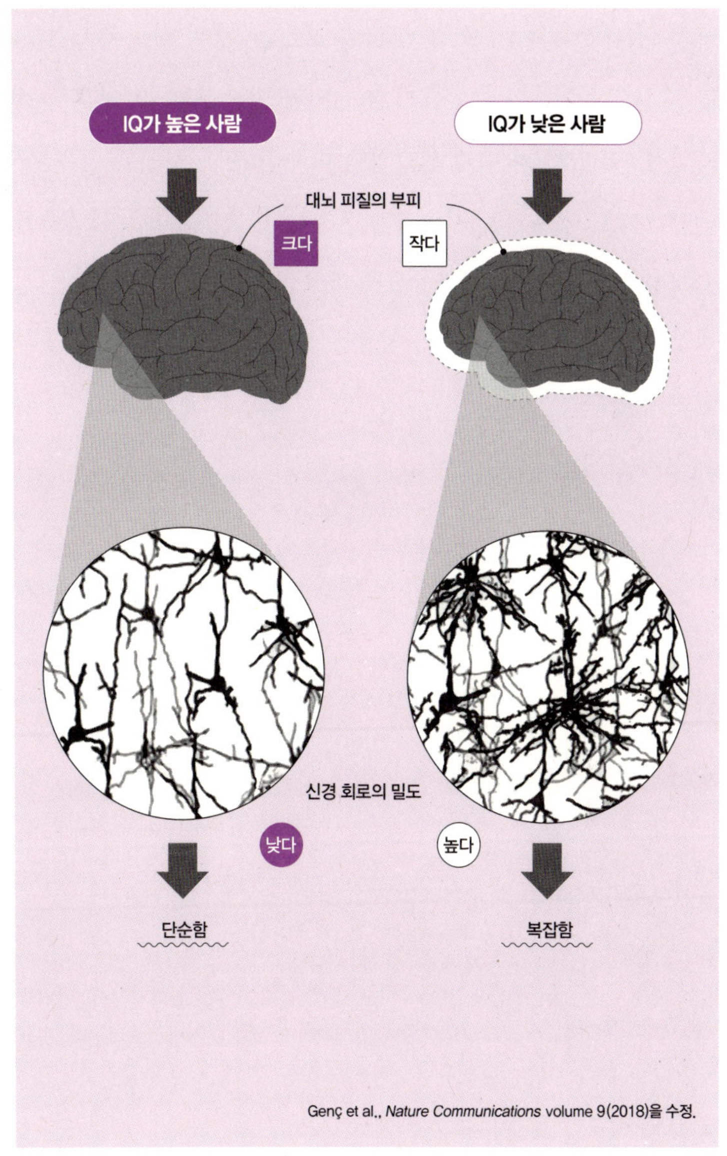

Genç et al., *Nature Communications* volume 9(2018)을 수정.

나도 직감과 정반대 결과여서 놀랐다. 그런데 이 결과를 해석하면, 뇌과학적으로 볼 때 머리가 좋다는 것은 에너지 효율이 좋은 상태, 다시 말해 효율적으로 뇌를 작동시킬 수 있는 상태라고 할 수 있다. 이렇게 생각하면 이해된다.

앞에서도 이야기했듯이, 인간은 태어난 뒤 필요한 시냅스를 취사선택하고 학습을 통해 신경 회로를 최적화한다. 뇌의 신경 회로는 평생에 걸쳐 학습과 적응을 통해 유연하게 재연결될 수 있는 것이다.

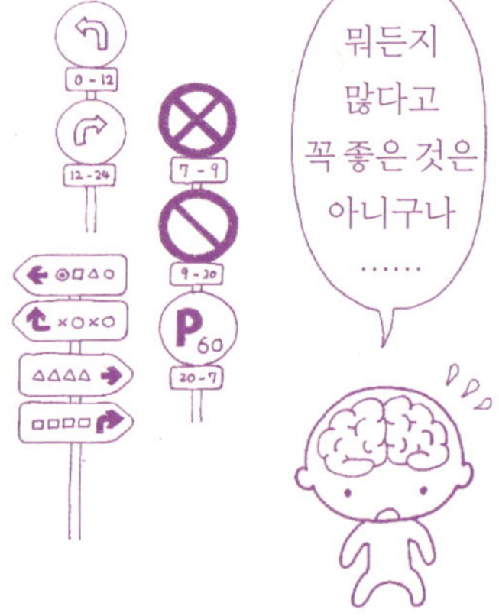

---

* 레이먼드 커텔(Raymond Cattell)이 구분했다. 커텔은 소위 말하는 아이큐 검사로 가장 널리 사용되는 '웩슬러 지능 검사' 이론을 확립한 심리학자다. 유동 지능은 선천적으로 타고나는 경향이 높고 다양한 인지 기능의 토대가 되는 반면, 결정 지능은 후천적으로 학습된 지능이라고 할 수 있다.
결정 지능은 한국어 어감상 선천적으로 결정된 지능처럼 느껴지는데, 영어로 crystallized intelligence로, 고드름과 같은 '결정'이 점점 늘어나는 이미지를 떠올리면 된다. 유동 지능은 영어로 fluid intelligence로, 정해진 모습 없이 타고난 상태가 다양한 인지 기능으로 '흘러들어간' 지능이기 때문에 경험이나 문화의 영향을 거의 받지 않는 지능이라고 할 수 있다.

나이를 먹으면 정말 머리가 굳을까?

시냅스 가소성

어떤 한 가지 생각을 고집하면서 유연하게 생각하지 못하는 사람을 보면 머리가 굳었다고 말한다. 그런데 나이를 먹으면 실제로 머리가 굳는다는, 즉 변화하지 못한다는 사실이 밝혀 졌다.

시냅스의 정보 전달 효율은 항상 일정한 것이 아니라, 상황에 따라 변화할 수 있다. 이것을 '시냅스 가소성'이라고 부른다. 가소성이란 영어로 plasticity인데, 플라스틱과 같은 의미를 지닌다. 유연하다, 자유자재로 형태를 바꿀 수 있다는 뜻이다.

시냅스의 전달 효율을 높이는 방법으로는 몇 가지를 생각할 수 있다. 첫 번째 방법은 한 번에 방출하는 신경 전달 물질의 양을 늘리는 것이다. 두 번째 방법은 한 번에 받아들일 수 있는 양, 다시 말해 수용체의 양을 늘리는 것이다. 세 번째 방법은 첫 번째 방법과 두 번째 방법을 합친 것으로, 시냅스의 형태를 바꿔 신경 전달 물질을 잔뜩 방출하고 잔뜩 받아들이는 것이다.

실험 결과 세 가지 방법 모두 옳은 것으로 밝혀졌다. 실제로 시냅스는 물리적으로 커진다. 그런데 나이를 먹으면 시냅스 주위를 둘러싸고 있는 지질이나 섬유성 단백질 등이 증가해서 시냅스가 커질 여유가 없어져 옴짝달싹 못 한다. 문자 그대로 뇌가 굳는다.

학습을 통해 시냅스 전달 효율이 지속적으로 변화할 수 있다는 이론은 군소를 이용한 에릭 캔들(Eric Kandel)의 연구를 통해 일부 증명되었다. 또한 티머시 블리스(Timothy Bliss)와 테리에 뢰모(Terje Lømo)는 이 변화가 몇 주일에서 몇 개월에 걸쳐 지속적으로 이루어지는 장기 강화 현상을 발견했다. 이 장기적인 시냅스 전달 효율의 변화가 학습이나 기억의 기초로 여겨진다.

어떤 시냅스를 남기느냐 하는 선택은 캐나다의 심리학자 도널드 헵(Donald Hebb)이 제창한 학습 규칙에 따라 실행되는 것으로 보인다. 헵의 학습 규칙은 자주 사용되는 뉴런의 쌍은 살아남고 그다지 사용되지 않는 시냅스는 가지치기당한다는 매우 단순한 규칙이다.

이처럼 뇌 자체는 매우 역동적으로 변화할 수 있다. 상하 반전 또는 좌우 반전되는 거울을 장착한 상태에서도 2주 정도 지나면 익숙해져 평소와 똑같이 생활할 수 있다는 이야기가 있다.

빛을 되찾은 눈에 들어온 것

뇌 장애로 운동 기능에 장애가 생겼지만 재활 치료를 꾸준히 해 예전처럼 걷거나, 사고로 손발을 잃었지만 의수 또는 의족을 자유자재로 사용해 패럴림픽에서 금메달을 따는 것도 가능하다.

반대로, 이런 흥미로운 이야기도 있다. 마이크 메이(Mike May)라는 남자는 세 살 때 사고로 시력을 잃었는데, 대신 다른 감각이 발달해 일상생활을 하는 데 아무런 문제가 없었다. 그뿐만 아니라 1984년 동계 패럴림픽에 알파인 스키 선수로 참가해 동메달을 따는 등 빛나는 인생을 살았다.

그러다가 마흔여섯 살 때 기존의 의학 기술로는 할 수 없었던 눈 치료를 받았다. 수술은 대성공을 거두었고, 마이크는 다시 사물을 볼 수 있게 되었다. 그런데 마이크의 눈에 들어온 것은 단순한 빛의 홍수, 아무런 의미도 없는 정보뿐이었다.

우리는 눈으로 보는 것을 당연하게 생각해 눈이 불편한 사람을 불쌍하게 여기는 경향이 있다. 그러나 눈으로 보이지 않아도 각자 나름의 방식으로 세상을 인식한다. 예를 들어 개는 후각이 인간보다 수만 배나 뛰어난데, 과연 인간을 불행하다고 생각할까? 실제로 인간은 후각이 개만큼 날카롭지 않지만, 나름대로 세상을 인식한다.

뇌는 이처럼 유연한 조직이다. 그런 점에서는 컴퓨터와 차이가 있다. 컴퓨터는 배선이 일단 만들어지면 절대 변하지 않는 하드 와이어인 데 비해, 뇌는 시시각각으로 변화하는 소프트 와이어다.

여든 살에 새로운 취미 생활을 시작해 대회에서 우승하는 할머니가 있다는 사실이 뇌가 얼마나 유연한지 보여주는 확실한 증거다.

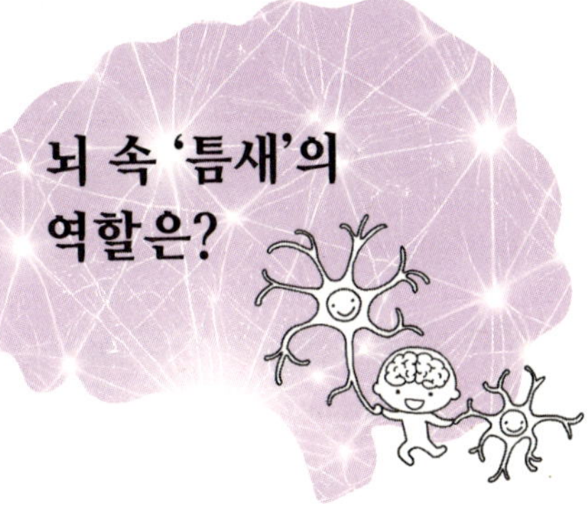

뇌의 20퍼센트는 틈새다

뇌가 유연하게 변화하기 위해서는 시냅스가 커지기 위한 틈새가 중요하다.

시냅스에는 '시냅스 틈새'라는 것이 있다. 전자 현미경으로 뇌를 들여다보면 '틈새가 어디 있지?' 하는 생각이 들 만큼 세포가 빽빽하게 채워져 있다. 하지만 실제로 살아 있는 생쥐의 뇌를 살펴보면 20퍼센트 정도가 틈새다. 기존의 전자 현미경으로 관찰할 때는 진공 상태에서 관찰해야 해서 탈수 처리를 했는데, 이 과정에서 틈새의 공간이 사라지는 것으로 생각된다.

한편 2017년에 독일의 생물 물리학자 요아힘 프랑크(Joachim Frank) 등에게 노벨 화학상을 안긴 저온(크라이오) 전자 현미경 기술은 탈수 처리를 할 필요가 없어 생체에 더 가까운 조건으로 뇌를 관찰할 수 있었다. 그 덕분에 뇌세포 틈새 공간의 모습이 드러났다.

뇌세포의 틈새 공간은 '세포 외 공간'으로 불리는데, 관찰 결과 이 세포 외 공간이 뇌의 20퍼센트를 차지한다는 사실이 밝혀졌다. 뇌 조직의 무려 5분의 1이 빈 공간이라고 생각하면, 구멍이 숭숭 뚫려 있는 것처럼 느껴진다. 그렇다면 세포 외 공간은 무엇을 위해 존재할까?

뇌의 정보 전달 방법에 시냅스를 이용해 전화선처럼 1대 1로 빠르게 전달하는 방법이 있다는 것을 앞에서 살펴봤다.

그 밖에도 방출된 뇌 내 물질이 확산을 통해 넓은 범위를 동시에 활성화하는 방법이 있다. 이런 물질을 '신경 조절 물질'이라고 하는데, 노르아드레날린, 세로토닌, 도파민, 아세틸콜린 등이 여기에 해당한다.

이 물질들은 확산을 통해 비교적 먼 거리까지 전달되는데, 이런 전달 방식을 '확산 전달'이라고 한다.

틈새가 왜 중요할까?

세포 외 공간은 이런 물질이 지나가는 길로 작용한다. 또한 〈뇌 속을 흐르는 물은 어떤 일을 할까?〉(142쪽)에서 소개했듯이, 뇌 속을 흐르는 물이 지나가는 길로서도 중요한 역할을 한다.

이 세포 외 공간은 수면 중일 때와 각성 중일 때 부피가 달라진다. 수면 중일 때는 20퍼센트 정도로 추정되지만, 각성 중에는 14퍼센트까지 감소하는 것으로 보고되었다. 또한 뇌 장애로 뇌 속에서 물의 흐름이 정체되면 뇌가 부어오르는 '뇌부종' 증상이 나타나는데, 이런 경우 5퍼센트까지 감소한다고 한다.

게다가 미성숙한 뇌는 무려 40퍼센트가 세포 외 공간인 데 비해, 노화한 뇌는 각성 상태일 때와 다르지 않은 13~16퍼센트 수준까지 감소한다고 보고되었다. 이 사실에서도 나이를 먹으면 뇌가 굳으며 물이 지나가는 길도 좁아지는 것을 알 수 있다.

지금까지는 세포 외 공간을 살펴보려면 뇌의 절편(切片)을 고정시키고 전자 현미경 등으로 들여다보는 수밖에 없었다. 그러나 프랑스의 연구진이 개발한 초고해상도 현미경을 이용한 시스템(SUSHI법)을 사용하면 살아 있는 상태의 뇌 절편에서 세포 외 공간의 모습을 살펴볼 수 있다. 초고해상도 현미경은 2014년에 노벨 화학상을 받은 기술로, 기존의 한계를 초월해

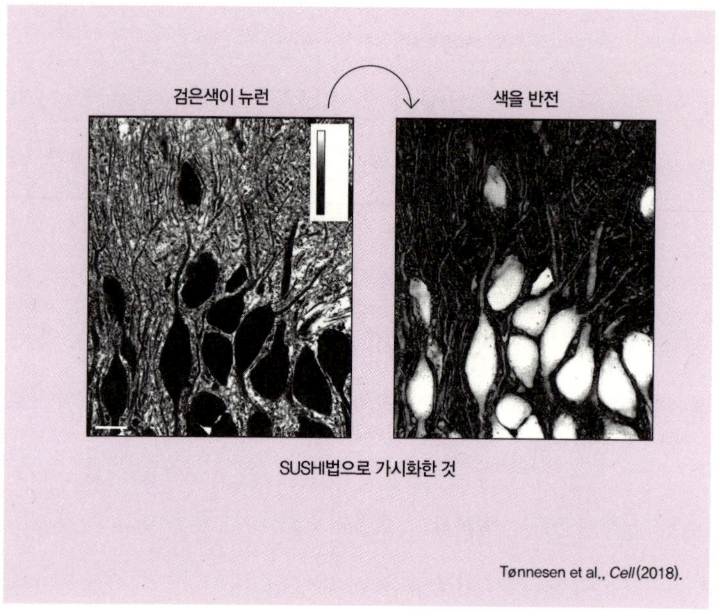

Tønnesen et al., *Cell*(2018).

더욱 미세한 구조를 관찰할 수 있다.

세포 외 공간은 서서히 그 모습을 드러내고 있다. 그에 따라 그 중요성도 점점 밝혀지고 있다.

'뉴런 이외'의 세포가 좋은 두뇌의 열쇠다?

일하는 신경교 세포

IQ가 높은 사람의 뇌는 부피가 크지만 그 안에 있는 신경 회로는 단순하다고 앞에서 이야기했다. 그렇다면 대체 무엇이 늘어난 것일까?

앞에서 했던 이야기를 한번 떠올려 보자. 뇌를 구성하는 요소에는 뉴런 외에 신경교 세포가 있었다. 여기에서 교(膠)는 아교로, 벽돌과 벽돌의 틈새를 채우는 퍼티 같은 것이다. 사실 신경교 세포는 골지 염색을 사용하던 시절에 발견되었는데, 그 당시에는 무엇을 하는 세포인지 몰라 단순히 뉴런의 틈새를 메우는 역할로만 생각했다.

신경교 세포 중에서도 별 세포는, 생쥐의 뇌에서 규칙적으로 배치되어 각각 자기 영역을 가지며 돌기끼리 겹치지 않는다는 사실 등이 보고되었다.

별 세포가 흥미로운 점은 진화적인 측면에 있다. 여러 동물종을 대상으로 대뇌 피질에서 뉴런과 별 세포 수의 비율을 비교한 결과, 뇌가 더 복잡하게 진화한 생물일수록 그 비율이 증가한다는 사실이 보고되었다. 예를 들어 생쥐나 시궁쥐는 뉴런이 1일 때 별 세포가 0.4 정도인 데 비해, 고양이는 1대 1 정도, 인간은 1대 1.5 정도로 증가한다.

아울러 인간의 별 세포가 생쥐의 별 세포에 비해 훨씬 크고 복잡하다는 사실도 밝혀졌다.

인간에게만 존재하는 세포

인간의 별 세포에는 다양성도 있다. 당연히 인간과 생쥐가 공통적으로 가진 별 세포도 존재하지만, 인간과 침팬지 중 일부에게만 존재하는 별 세포도 있다.

인간 특유의 별 세포가 흥미로운 점은 길이가 1밀리미터에

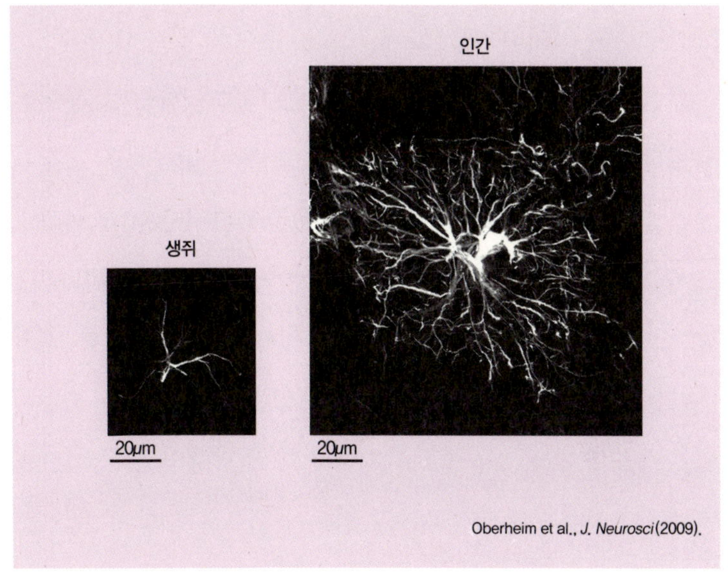

Oberheim et al., *J. Neurosci*(2009).

이르는 돌기를 뻗고 있다는 사실이다. 세포체의 크기가 0.01밀리미터 정도인 것을 생각하면, 이 돌기가 얼마나 긴지 이해될 것이다.

앞에서 생쥐의 별 세포는 자기 영역이 있으며 돌기끼리 겹치지 않는다고 했는데, 인간의 별 세포는 이 법칙을 따르지 않는 듯하다. 인간의 대뇌 피질 두께는 부위에 따라 차이가 있지만, 평균적으로 2.5밀리미터 정도다. 그러므로 대뇌 피질 상층에서 하층을 향해, 또 하층에서 상층을 향해 1밀리미터 정도 돌기를 뻗고 있다는 말은 거의 대뇌 피질 전체를 뒤덮는 회로를 형성하고 있다는 의미일 수도 있다.

별 세포는 혈관과 시냅스를 연결하는 역할을 하는데, 생쥐의 뇌에서는 주위에 있는 시냅스를 다발로 묶어 활동성을 조절할 가능성이 있다. 따라서 직접 시냅스를 형성하지 않는 뉴런끼리도 별 세포의 중개를 통해 함께 활동할 수 있다. 만약 정말 인간의 뇌에서는 별 세포가 대뇌 피질에 있는 뉴런의 활동을 종횡무진으로 중개하고 있다면, 전혀 관계없는 뉴런이 함께 활동하도록 유도해 시냅스를 형성시키거나 여러 영역의 신경 회로를 동시에 활성화해 뜬금없는 아이디어가 떠오르게 할 수도 있는 것이다.

안타깝게도 인간의 뇌에 대해서는 뉴런은 고사하고 별 세포의 활동을 평가할 방법조차 아직 발명되지 않아 이런 아이디어를 실증할 방법이 없다. 그러나 만약 그렇다고 한다면 왜 인간만 특별한지, 동물과 인간은 무엇이 다른지, 머리가 좋다는 것은 어떤 의미인지 등에 별 세포가 밀접하게 관여하고 있을지도 모른다. 이것은 지금까지 뉴런을 중심에 두었던 발상과 전혀 다른, 새로운 발상이 될 것이다.

아인슈타인과 보통 사람의 뇌는 어떻게 다를까?

뉴런 자체에는 차이가 없다

생물을 연구하는 목표는 모든 생물에 공통되는 원리를 탐구하는 데 있다. 인간이든 생쥐든 세포가 하는 일은 기본적으로 같다. 이 전제가 있기에 인간의 뇌를 사용할 수 없더라도, 생쥐나 초파리, 혹은 선충이나 배양 세포를 사용해 연구할 수 있다.

실제로 뉴런은 전문가가 봐도 생쥐의 것인지 인간의 것인지 구분하기 어렵다고 한다. 그런데 별 세포는 인간의 별 세포와 생쥐의 별 세포가 많이 다르다면 생쥐로 연구를 계속하는 데 한계가 있을 수도 있다. 생쥐와 인간의 별 세포가 어떤 요소에서 다른지 알아야 한다.

미국에서는 인간에게서 채취한 신경교 세포 전구체를 생쥐에게 이식하는, 매드 사이언티스트(mad scientist)를 연상시키는 연구가 실시되었다. 이 연구에서는 생쥐의 뇌에 이식한 신경교 세포 전구체가 인간 별 세포로 분화해 생쥐의 뇌 속에서 증식했으며, 본래 있던 생쥐의 별 세포를 구석으로 몰아내고 뇌의 대부분을 차지했다.

이 생쥐는 뇌의 일부가 인간화되었다고 해서 '키메라 마우스'로 불린다. 키메라 마우스의 뇌 기능을 조사한 결과, 시냅스의 전달 효율이 향상되었음이 판명되었다. 또한 전기 충격과 소리를 조합해서 학습시키는 행동 시험에서는 2.5배 정도 향상된 기억력을 보였다.

어쨌든 별 세포가 단순히 틈새를 메우는 세포라든가 숨은 일꾼은 아님이 밝혀졌다.

아인슈타인의 뇌

20세기 최고 지성으로 불리는 알베르트 아인슈타인(Albert Einstein)이 죽은 뒤 그의 뇌 조직이 전 세계에 배포되었다. 수많

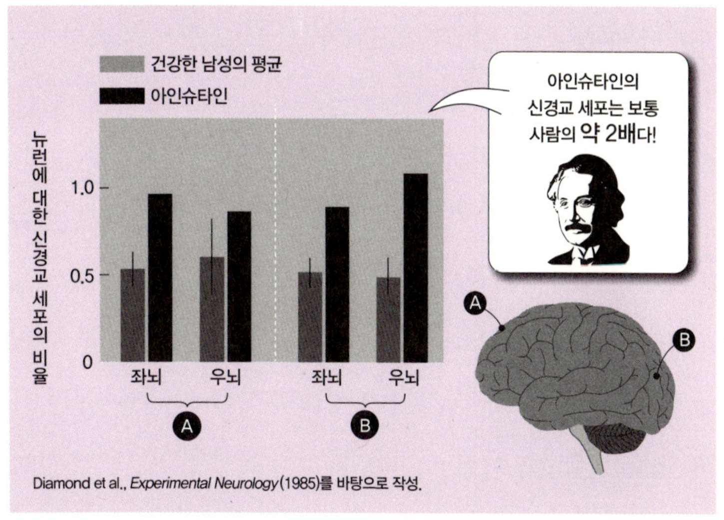

Diamond et al., *Experimental Neurology*(1985)를 바탕으로 작성.

은 연구자가 아인슈타인의 뇌는 무엇이 다른지 찾아내려고 열심히 연구했는데, 뉴런에서는 별다른 차이가 없었다.

그러나 별 세포를 포함한 신경교 세포에서는 차이가 발견되었다. 뇌의 일부 영역에서 신경교 세포의 수가 보통 사람에 비해 두 배 정도 많았던 것이다.

아인슈타인 개인의 사례이므로 과학적인 결과로 채용하기는 어렵지만, 머리가 좋은 상태에 별 세포가 관여할지도 모른다는 생각이 들게 하는 흥분되는 이야기다.

앞에서 IQ가 높은 사람은 신경 회로가 단순하다고 했는데,

IQ가 높은 사람의 뇌에서 증가하는 것의 정체는 별 세포인지도 모른다. 이것을 증명하기는 어렵지만, 흥미로운 이야기임에는 분명하다.

많으면 좋다고 하지만, 생후 별 세포의 수를 늘릴 수는 없다. 그러므로 수를 늘리기보다 지금 있는 별 세포를 확실히 활성화시키는 것이 더 중요하다.

별 세포는 노르아드레날린이나 아세틸콜린 같은 신경 조절 물질의 수용체가 풍부한 것으로 알려져 있다. 따라서 적극적으로 새로운 경험을 하는 것이 중요하다. 독서를 하거나 영화를 보는 것도 좋고, 강연회 등에 참석해 자극을 받는 것도 좋다. 새로운 사람을 만나도 좋을 것이다. 그런 의미에서 혼자 여행하기를 추천한다.

또한 내가 실천하고 있는, 이따금 낯선 지역에서 길을 잃고 헤매듯 걸어 보면 어떨까 싶다.

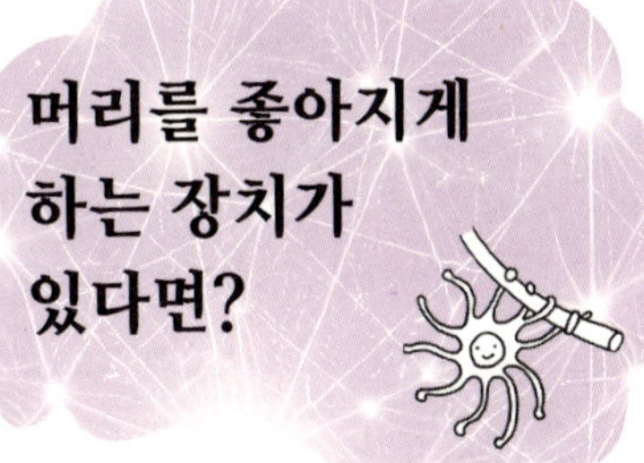

머리를 좋아지게 하는 장치가 있다면?

빛이나 소리로 뇌를 씻어 낸다

인공적으로 신경교 세포를 활성화하는 방법에는 어떤 것이 있을까?

경두개 직류 전기 자극법(tDCS)은 두개골 위에서 10~30분 동안 매우 약한 전류를 흘려보내는 것이다. 자극을 주는 동안에는 아무런 느낌도 받지 못하지만, 자극 후에 기분이 개운해지거나 능력이 향상된다는 보고가 있다.

우울증 완화나 알츠하이머병 진행 억제, 뇌졸중 후 재활 촉진 등 여러 좋은 효과가 계속해서 보고되고 있다. 건강한 사람도 집중력이 높아지고 학습 효과가 향상되며 기억력이 좋아지는 등의 효과가 있어, 의료뿐만 아니라 스포츠나 교육 등 다양한 분야에서 응용이 기대된다.

그러나 왜 효과가 있는지는 전혀 알 수 없어 아직 의료 행위로 인가받지 못하고 있다.* 우리 실험실에서 생쥐를 사용해 실험했더니, 10분 동안 뇌에 미약한 전기 자극을 줬을 때 뇌의 전기 활동에는 큰 변화가 없지만 신경교 세포인 별 세포가 활성화되었다. 이 활성화는 노르아드레날린이 일으키는 것이었다. 또한 뇌에 자극을 준 뒤로 시냅스 가소성이 생겨나 세 시간 동안 지속되었는데, 그 메커니즘에 별 세포가 필수적으로 작용한다는 사실을 밝혀냈다.

지금까지는 이런 전기 자극과 관련해 뉴런에 대한 안전성만 고려했는데, 앞으로는 신경교 세포도 포함해서 안전성을 논의할 필요가 있다.

안일하게 전기 자극을 주면 안 되지만, 눈이나 귀에 빛이나 소리를 사용한 자극이라면 괜찮을 것이다. 미국의 연구자가 실시한 연구에서, 1초에 40회의 빛 또는 소리 자극을 줄 경우 뇌를 활성화할 가능성이 발견되었다.

알츠하이머병 환자의 경우, 집중력 등의 인지 기능과 관계가 높은 속파가 저하되는 것으로 알려져 있다. 속파는 1초에 40회 정도 일어나는 파동으로, 감마파라고도 불린다. 지금까지 알츠하이머병 모델 마우스를 사용한 연구에서는 감마파와 같은 1초에 40회 빈도의 빛을 반복해서 점멸하면 알츠하이머병과 관계있는 베타 아밀로이드가 뇌에 쌓이는 것을 방지할 수 있을 뿐만 아니라, 이미 침착된 것도 절반까지 줄일 수 있다는 사실이보고되었다.

신경교 세포에 작용하는 치료법

빛과 소리를 조합하면 상승 효과가 일어난다는 사실도 확인되었다. 빛과 소리를 통하자 그전까지 약해져 있던 감마파가회복되었다. 게다가 약해졌던 기억력도 개선되었다.

이런 효과는 신경교 세포와 관련이 있음이 판명되었다. 이때는 소교세포라는 신경교 세포가 활약하는 것으로 보인다. 소교세포는 뇌 속에서 면역을 담당하는데, 불필요한 단백질 등을제거하는 능력을 갖추고 있다. 알츠하이머병 모델 마우스에서베타 아밀로이드가 감소한 이유도 이 소교세포의 활동으로 보인다.

또한 별 세포도 활성화되어 혈액 흐름이 증가함에 따라 불필요한 단백질을 씻어 냈을 가능성도 있다.

이처럼 인공적으로 뇌를 자극해 능력을 향상시키는 방법을 뉴로모듈레이션(neuromodulation)이라고 하는데, 앞으로는 이런 방법이 더 늘어날 것으로 보인다. 지금까지 뇌 자극법의 주된 대상은 뉴런이었는데, 신경교 세포를 표적으로 삼는 치료법이 주목받고 있다.*

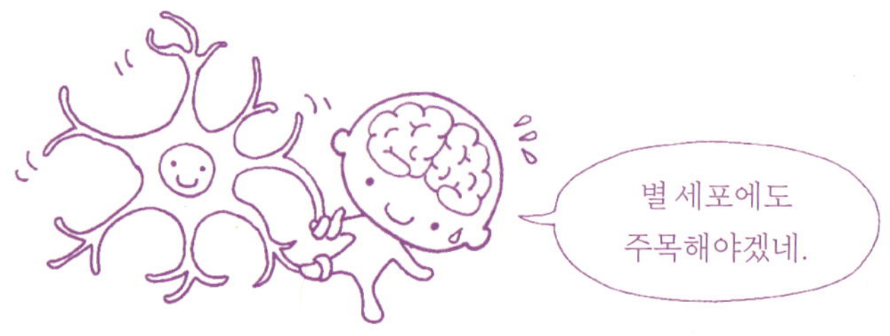

---

* 국내에서 tDCS 치료는 정식 의료 행위로 인가되어 정신건강의학과에서 사용되고 있다. 다만 제한적인 범위에서 효과가 입증되었기 때문에 약물 치료에 대한 보조-보완적 수단으로 주로 사용된다.

AI를 넘어 성장하는 브레인테크 시장

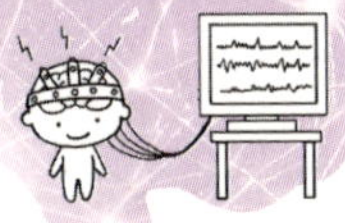

떠오르는 '브레인테크' 시장

뇌와 테크놀로지를 연결하는 기술을 '브레인테크'라고 한다. 일본 미쓰비시 종합 연구소는 2024년까지 이 브레인테크 시장의 규모가 5조 엔(약 47조 원)에 이를 것으로 예상하면서, "AI를 넘어"라는 슬로건을 내걸었다.

이미 구글과 마이크로소프트 등 거대 IT 기업이 브레인테크 시장에 참여하기 시작했다. 대상은 대부분 건강에 관한 것으로, 현재 유행 중인 헬스테크의 뇌과학 버전이라고 할 수 있다. 헬스테크는 시계형 리스트밴드를 이용해 심장 박동수를 24시간 측정하거나 수면 패턴을 기록해 건강 상태를 파악하고 자신에게 맞는 보험 상품을 선택하는 등의 영역에서도 응용되고 있다.

브레인테크가 더 발전하면 냉각 시트처럼 이마에 붙이기만 해도 뇌파나 뇌혈류 등을 측정해 치매의 위험성을 예측하거나 우울증의 조짐을 알릴 수 있을지도 모른다.

또한 컴퓨터나 기계를 뇌와 연결하는 기술은 뇌-컴퓨터 인터페이스(BCI)나 뇌-기계 인터페이스(BMI)로서 기대받고 있다. 현재 다리가 자유롭지 못한 사람이 생각만으로 휠체어를 움직인다거나 온몸의 근육을 움직이지 못하는 사람이 컴퓨터상에서 의사소통하는 등 꿈같은 기술이 제안되고 있다. 언젠가는 텔레파시로 의사소통하는 시대가 올지도 모른다.

다만 과제는 뇌의 전기 활동을 정확히 측정하는 기술과 그것을 올바르게 해석하는 방법이 개발되어야 한다는 점이다.

또한 자신의 다양한 뇌 정보를 실시간으로 수치화하는 뉴로피드백(neurofeedback) 훈련이 현재 자신의 뇌 상태를 파악하는 데 활용되고 있다. 예를 들어 부정적인 기분이 들거나 그런 조짐을 감지하면 미리 대처한다든가 인지를 개선함으로써 예방할 수도 있다.

인류의 역사는 몸에 기능을 부가해 온 역사이기도 하다. 옷을 입거나 신발을 신는 것도 기능을 부여한 것이고 안경도 마찬가지다. 인간은 송곳니나 날개, 빨리 달릴 수 있는 다리를 갖지 못한 대신 기술을 진화시켜 왔다. 최근에는 청각 장애 환자에게 인공 와우를 이식하는 실험이 성공했는데, 이것은 인류 역사상 최초로 성공한 BMI 기술이라고 할 수 있다. 인공 망막 연구도 활발히 진행되고 있어, 시력을 잃은 사람이 기계의 힘으로 다시 볼 수 있는 날이 올지도 모른다. 또한 혀 위에 부착한 광센서로 시각 피질을 자극하면 혀로 느낀 빛을 볼 수 있다고 한다.

인간의 능력은 어디까지 확장될까?

지금까지는 장애를 보완하는 등 본래 지닌 능력을 회복하는 것에 불과했다. 그런데 뇌 자극법을 이용하면 지금까지 할 수 없었던 것이 가능할지도 모른다. 뉴로모듈레이션은 전기나 자기 등을 사용해 뇌의 여러 부분 혹은 자율 신경 등을 자극해 기능 부전을 보완하거나 기능을 강화하는 방법이다.

특히 우울증 치료법으로 두개골 위에서 미약한 자기를 흘려보내 뇌를 자극하는 경두개 직류 전기 자극법이 실용화되기 시작했다. 또한 파킨슨병이나 간질에 대해 뇌 심부에 전기 자극을 주는 장치를 미리 장착해 페이스메이커처럼 뇌의 활동을 보완하는 뇌 심부 자극술도 실용화되기 시작했다.

뇌를 자극해서 기억을 심거나 학습을 촉진하는 기술이 발달한다면 SF 소설이나 영화처럼 칩 하나로 언어를 마스터할 수도 있고, 헬리콥터 조종법을 터득하는 것도 가능할지 모른다.

문제는 인간 능력의 확장이 어디까지 용납될 것이냐 하는 점이다. 휴대폰도 없던 시절에는 스마트폰이 꿈같은 기술이었다. 스마트폰은 분명 우리의 생활을 편리하게 만들었지만, 우리의 삶이 풍요로워졌다고 말할 수 있을까? 사용하는 사람의 지혜가 중요하다는 점에는 변함이 없다.

뇌는 생각하기 '전에' 이미 움직인다

자유 의지는 존재하지 않는다?

우리는 자신의 행동을 전부 자기 의지로 결정한다고 생각한다. 누구의 지시도 받지 않고 이렇게 하자고 생각하는 것을 '자유 의지'라고 한다. 우리가 깨어 있을 때 자유 의지로 행동을 선택한다는 것은 의심할 여지가 없는 사실처럼 생각된다.

그런데 신경 과학 분야에는 오래전부터 자유 의지라는 것이 존재하지 않을지도 모른다는 견해가 있었다. 이 말은 '모든 것은 하늘이 정한다'는 의미가 아니라, 우리의 의사 결정 과정에 의식이 개입하지 않을 가능성이 있다는 뜻이다.

〈뇌과학과 심리학의 밀접한 관계〉(90쪽)에서 소개했듯이, 우리가 자신의 '깨달음'을 인식하기까지는 시간이 걸린다. 따라서 우리가 지각하기 전에 이미 뇌가 멋대로 의사 결정을 할 가능성도 부정할 수 없다.

1983년에 벤저민 리벳(Benjamin Libet) 등은 실험을 통해 이것을 멋지게 증명했다.

리벳의 실험에는 빛의 점이 화면 위를 2.56초에 한 바퀴 도는 특수한 시계가 사용되었다. 피험자는 그 빛의 점을 바라보다가 멈추고 싶다고 생각될 때 '언제든' 손가락을 움직여도 된다는 지시를 받았다.

손가락을 움직이고 싶다고 생각한 타이밍은 시계를 본 피험자 자신이 기억하고, 손가락의 움직임은 센서로 측정하며, 피험자의 뇌에 장착한 뇌파계로 뇌의 활동을 동시에 계측했다. 그 결과 놀라운 사실이 드러났다. 피험자가 '지금이야!'라고 생각해 손가락을 움직인 타이밍보다 0.35초 정도 '전'에 이미 뇌에서 전기 신호가 나오기 시작했다.

우리에게 자유로운 의지가 존재한다는 생각을 근간부터 뒤흔든 이 실험에 대해 지금도 수많은 사람이 토론을 거듭하고 있다.

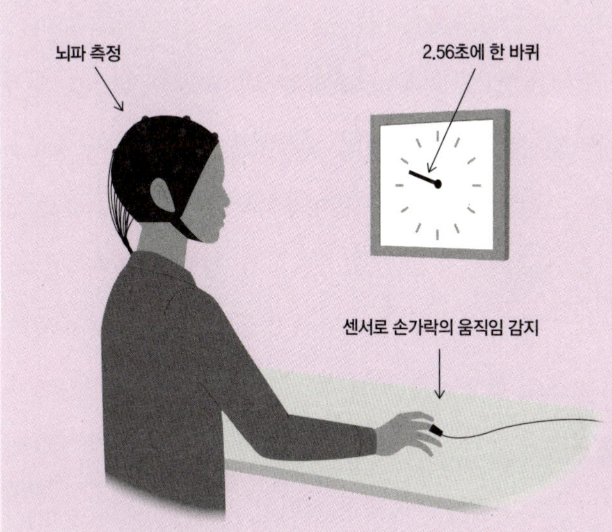

2.56초에 한 바퀴 도는 시계를 보면서 세 가지를 계측한다.

① 손을 움직이자고 생각한 시점

② 뇌에서 지령이 발생한 시점

③ 실제로 손을 움직인 시점

①은 피험자가 기억하고, ②는 뇌파 측정기, ③은 센서를 사용해서 기록한다.

행동까지 결정하는 기억의 메커니즘

한편 기억에는 '점화' 과정이 있어 특정한 사물이 밀접하게 결부되어 기억되는데, 이런 기억의 메커니즘이 우리의 행동까지 결정한다는 견해도 있다. 예를 들어 더워서 땀을 많이 흘린 날 빨간색과 검은색 라벨을 보면 코카콜라가 마시고 싶어지고, 금색과 검은색 라벨을 보면 맥주가 마시고 싶어진다는 것이다.

우리는 스스로 행동을 결정한다고 생각하지만 사실은 그 직전에 보고 들은 정보에 조종당하고 있는 것이다. 이와 같은 논리로, 텔레비전 광고 등은 그 효과를 노리고 소비자의 행동을 조작한다.

또한 우리는 보상 체계에 강하게 지배당해, 항상 보상이 최대가 되도록 예측하며 행동한다. 이것은 과거에 어떤 행동을 했는지에 기반을 두고 있으므로, 다음 행동이 이미 결정되어 있다고 할 수 있다.

최면술에 걸리는 원리는 무엇일까?

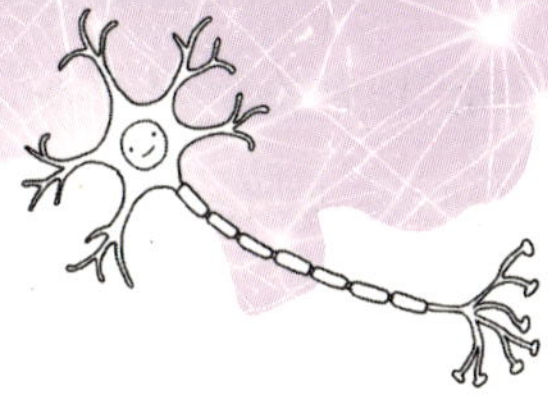

최면술의 메커니즘

최면술이란 사람을 자유자재로 조종하는 방법이라고 인식하는 사람이 많다. 그러나 정확히는 암시를 잘 믿는 상태를 만들어 내는 의사소통(사회적 상호작용)의 일종이다.

실제로 최면이 두통이나 천식, 스트레스성 피부 질환이나 동통, 공포 등의 증상을 경감시키는 데 어느 정도 효과 있다는 보고도 있다.

이 결과에 대한 해석으로, 최면이 통증이나 공포 등의 감각을 차단하는 것이 아니라 그것에 주의(의식)가 향하지 못하도록 방해한다는 견해도 있다.

특히 믿음으로 공포를 경감시킬 수 있다는 생각은 지각이나 의사 결정 같은 뇌의 활동을 변화시킬 수 있다는 의미이기도 하다. 반대로 말하면 공포는 뇌가 만들어 내는 것에 불과하다고 할 수도 있다.

강박성 장애나 공황 장애, 트라우마나 의존증 등의 치료에 적용되는 인지 행동 치료는 카운슬링을 통해 그 증상을 일으키는 특정 트리거를 밝혀낸 뒤, 그 트리거가 공포를 유발하는 것이 아니라는 새로운 인지 형성 혹은 점화 기억 형성을 촉진함으로써 치료한다. 이것은 최면이라는 강렬한 믿음을 해체하는 치료법이라고 할 수 있다.

뉴로피드백도 자신의 뇌 상태를 정확히 파악하면 행동에 개입할 수 있다.

최면이나 암시의 자세한 메커니즘은 완전히 밝혀지지 않았지만, 지금까지 다양한 가설이 제안되었다.

최면이 사회적 상호작용이라는 점에 주목하면 사회적 영향을 무시할 수 없는 측면도 있다. 최면에 걸리는 사람은 어떤 상태에서 '이러해야 한다'는 선입견에 따라 행동한다는 것이다. 이것은 술에 취한 사람이 판에 박은 듯이 술주정하거나 갈지자로 걷는 등 전형적인 주정뱅이 행위를 연기하는 것과 비슷하다고 할 수 있다.

또한 사람은 카운슬러나 대학 교수 등 권위 있는 사람이 정당한 문맥으로 유도하면 평소에 하지 않는 행동을 하는 경향이 있다.

자동으로 흉내 낸다

미국의 심리학자 스탠리 밀그램(Stanley Milgram)이 실시한 실험에서는 피험자가 권위자의 말에 쉽게 동조하고 복종한다는 사실이 실제로 확인되었다. 그리고 다른 연구자들의 실험에서도 수없이 재확인되었다.

앞에서도 이야기했듯이, 우리는 공감하는 마음을 지녀 동조하는 상대에 대해 좋든 싫든 자동으로 모방한다. 실제로 대화에 열중하면 무의식중에 몸짓이나 표정이 비슷해지는 것도 공감 작용이라고 할 수 있다.

무의식적으로 동작을 동기화하는 데는 0.21초밖에 걸리지 않는다는 보고도 있다. 반대로 말하면, 상대의 몸짓이나 표정을 의식적으로 흉내 내면 상대는 당신에게 호감을 느낄 가능성이 커진다. 이런 심리학적 수법을 '미러링 효과'라고 한다.

지금까지 이야기했듯이, 우리는 모든 것을 스스로 결정한다고 믿지만 사실 스스로 결정해서 하는 행동은 의외로 적은지도 모른다.

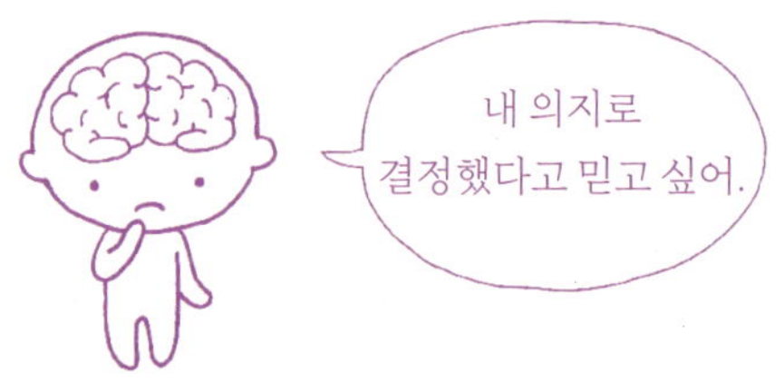

동물과 인간은 어떤 차이가 있을까?

정동과 감정

인간을 인간답게 만드는 요소는 무엇일까? 동물과 인간은 어떤 점이 다를까? 예를 들어 인간에게서 특히 발달한 전전두엽의 활동은 틀림없이 인간다움의 한 가지라고 할 수 있다. 지금까지 소개한 작업 기억이나 온갖 욕구를 극복하는 이성 등은 인간 특유의 것으로 생각된다.

도파민의 작용으로 보상을 기대하고 보상이 최대화되는 방향으로 행동을 선택하는 생물적 성질은 과거에서 교훈을 얻고 미래를 지향한다는 뇌 내 시간 여행을 가능하게 한다.

전전두엽과 전대상 피질

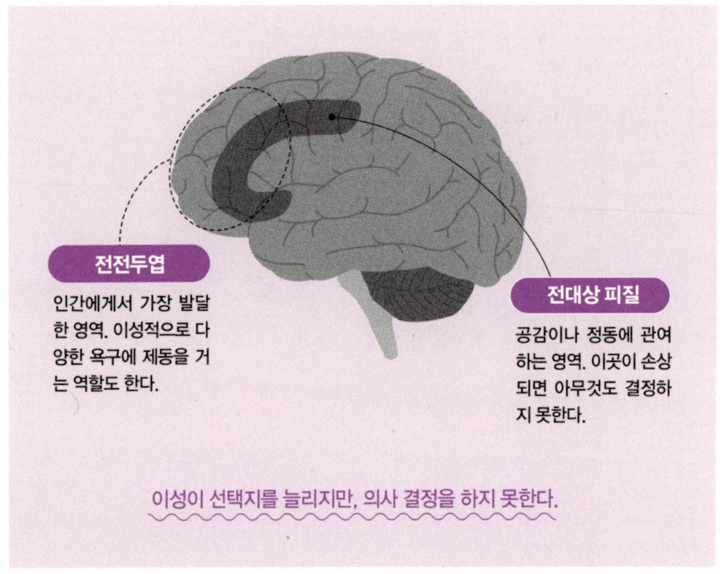

'그때 이런 일이 있었지'라는 경험에 입각한 일화 기억도 인간을 인간답게 만드는 요소 중 하나 아닐까 싶다. 일부 동물에게 일화 기억이 있다는 보고도 있지만, 인간은 다른 동물보다 일화 기억을 장기간 보존할 수 있어 자기 동일성이 오래 유지된다. 그 덕분에 어린 시절 기억을 일관되게 기억하고 먼 미래 계획도 세울 수 있다. 그 결과 상상력을 발휘해 장대한 계획을 세우고 그 계획을 실현하기 위해 적절한 행동을 할 수 있으며, 의욕을 계속 유지하거나 새로운 일에 도전할 수도 있다.

전전두엽이 그런 도파민계에서 솟아나는 무한한 욕구에 제동을 거는 것으로 보인다. 실제로 도파민 신경계의 회로는 전전두엽에도 작용하는데, 피드백을 하는 회로도 있음이 밝혀졌다. 어린아이나 고령자, 의존증 환자는 이 전전두엽이 발달하지 않았거나 약해져 억제하지 못한다.

전전두엽은 이성에 입각해 척척 판단을 내린다는 이미지가 있지만, 실제로는 그렇지 않다는 사실이 밝혀졌다. 이성은 선택지를 늘릴 뿐, 의사 결정에는 관여하지 않는다.

우리가 무엇인가 결정할 때는 공감과 정동 등에 관여하는 전대상 피질 영역이 활동하는 것으로 알려져 있다. 실제로 이 영역이 손상된 여성은 선택지를 늘릴 뿐 아무런 결정도 내리지 못하게 되었다고 한다.

정동과 감정의 구별

정동(情動)과 비슷한 말로 '감정'이 있다. 그러나 정동과 감정을 명확히 구별해야 한다. 그렇지만 정동과 감정을 구별하기는 매우 어렵다.

미국의 뇌 과학자 마이클 가자니가(Michael Gazzaniga)가 정동과 감정의 차이를 가장 잘 설명했다. 가자니가는 감정이란 '정동을 뇌에서 해석한 결과의 산물'이라고 설명한다. 몸으로 감지한 유쾌, 불쾌, 공포 등을 언어화한 것이 감정이라고 이해하면 된다.

뇌에는 다양한 정보가 들어오는데, 모든 정보에 대응하면 과부화가 걸리고, 경우에 따라서는 판단이 느려져 생명이 위험해질 수도 있다. 그래서 정보를 취사선택하며, 정보의 대부분을 정동으로써 처리한다. 그러나 그것은 언어화되지 않아 의식하지 못한다. 설령 나중에 깨닫더라도 말로 표현하기 어려운 감각으로 인식된다. '생리적으로 무리'라든가 '왠지 싫어', '내 본능이 위험을 알리고 있어'와 같은 감각이다.

이러한 처리가 모두 끝난 뒤 뇌에서 언어화되어 무섭다든가 슬프다는 감정으로 의식된다.

앞에서도 이야기했듯이, 정동은 인간뿐만 아니라 동물이나 곤충 등에서도 공통적으로 보이는 근원적인 생리 기능이다. 반면에 감정은 언어로 해석될 필요가 있다는 정의를 따르면, 언어가 없는 동물이나 곤충에게는 감정에 해당하는 것이 존재하지 않는다고 할 수 있다.

그런데 의사 결정을 정동이 담당한다면, 인간도 벌레와 차이가 없는 셈 아닐까?

인간다움이란 무엇인가?

불합리야말로 인간다움이다

　인간은 무엇이든 이분법으로 생각하고 싶어 하는 성질이 있다. 이성과 본능이라는 개념도 마찬가지다. 본능은 동물적이고 생리적인 욕구인데, 인간은 이성적인 존재이기에 그것을 억제하거나 참을 수 있다. 다른 동물은 갖지 못한 탁월한 이성이야말로 인간다움이며, 합리적이고 절대 실수를 저지르지 않는 절대적 이성 같은 '초인'에 조금이라도 다가가고자 노력하는 것이 근대 문명의 목표였다고 생각된다.

　그러나 반대로 생각하면, 인간은 생각보다 합리적이지 않고

정에 휩쓸리며 실수를 자주 저지르므로, 그것을 극복하려는 목표가 생겼다고 생각할 수도 있다. 역설적이지만, 오히려 불합리하고 감정적인 부분이야말로 인간다움 아닐까 싶다.

그 대척점에 있는 것이 컴퓨터다. 인공지능이 크게 발전하고 있어 인류는 인간다움을 소중히 여기고, 인간만 할 수 있는 일을 찾아내려 애쓰는 것 아닐까?

우리의 의사 결정은 정동이 담당하고 있음이 밝혀졌다. 매우 숙련된 판사도 재판 과정에서는 논리적으로 생각하지만, 최종 판결을 내릴 때는 결국 정동을 관장하는 뇌 부위가 활성화되는 것으로 확인되었다. 다만 정동은 곤충도 지니고 있으므로, 이것이 인간다움이라고 말하는 것은 조금 무리가 있다. 그러나 무엇을 유쾌 혹은 불쾌하다고 느끼느냐가 인간 특유의, 혹은 인간의 개성이 가장 잘 드러나는 부분 아닐까?

이성과 대비되는 개념으로 감성을 사용하기도 한다. 감성이란 인간만 지닌 특별한 정동이라고 할 수 있다. 그렇다면 이 감성은 어떤 뇌의 작용일까?

후각을 제외한 모든 감각을 운반하는 신경 다발은 시상이라는 부위를 지나간다. 여기에서 어떤 정보를 대뇌 피질로 보낼지 취사선택한다. 대뇌 피질로 보낸 정보는 언어화되고 해석되며 지각된다. 그리고 선택받지 못한 정보는 모두 정동의 회로로 보내기 때문에 지각되지 않는다.

어떤 정보를 대뇌 피질로 보내는지 결정하는 과정을 '선택적 주의'라고 하며, 이 필터가 개인의 감성을 결정한다.

보고 있지만 보지 않는다

사람은 모든 정보를 균등하게 처리하지 않는다. 보고 있지만 보지 않는다든가, 듣고 있지 않지만 듣는다든가 하는 경험이 누구나 있을 것이다.

주위가 시끄러워서 특정인의 말소리를 구분하기 어려운 상황에서도 자신이 관심 있는 이야기는 귀에 쏙 들어오는 현상을 '칵테일파티 효과'라고 한다.

예술가는 이 선택적 주의가 발달한 것으로 보인다. 예를 들어 지휘자는 방대한 오케스트라의 하모니 속에서 특정 악기의 소리만 들을 수 있다. 아마 화가는 시각에 대한 주의력이 높을 것이다.

〈번뜩이는 영감은 어디서 올까?〉(71쪽)에서 잡념을 낳는 기본 모드 네트워크의 활동이 저하되었을 때 뇌가 창조적으로 활동한다고 이야기했다. 이 기본 모드 네트워크에서 집중력을 발휘하는 중앙 집행 네트워크로의 전환을 담당하는 것이 현저성 네트워크다. 현저성 네트워크는 주의를 기울여야 할 정보가 들어왔을 때 그것을 대뇌 피질로 보낼지 결정하는 역할을 한다.

현저성 네트워크를 구성하는 것은 전대상 피질이다. 전대상 피질은 공감이나 정동에 중요한 작용을 하는데, 왠지 싫다거나 말로 표현하기는 어렵지만 이해되는 등의 감각을 담당한다. 예술적 사고가 뛰어난 사람은 이런 감각을 적절히 언어화하거나 구현하는 능력이 빼어난지도 모른다.

슬퍼서 우는 것일까, 울어서 슬픈 것일까?

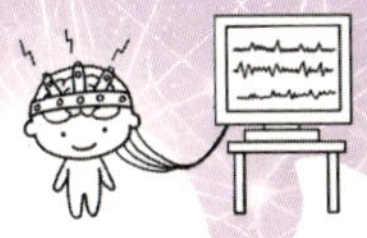

의식하지 못하는 수많은 작용

감각 정보는 뇌 속에서 필터로 걸러지는데, 대부분 무의식적으로 처리된다. 우리는 갓난아기일 때부터 키워 온 세계의 모델을 뇌 속에 보유하고 있다. 그 모델에 따른 예측에서 벗어나지 않는 한 굳이 자각하지 않는 편이 좋기 때문이다.

몸에서 일어나는 변화도 대부분 지각하지 못한 채 전자동으로 처리된다. '체온이 떨어졌으니 닭살이 돋게 하자'라든가 '밖이 어두우니 동공을 확장하자'와 같은 작은 변화를 일일이 지각하면 금방 지쳐 버릴 것이다.

대뇌 피질은 그 결과를 해석해서 마치 처음부터 자신이 계획을 세워 실행한 듯 착각을 일으킬 뿐이라는 견해도 있다. 실제로 재빠르게 행동할 때 일일이 대뇌 피질에서 지각한 뒤 행동하려면 시간이 걸리기 때문에, 일련의 행동이 끝난 뒤 비로소 그것을 지각하고 무서웠다는 등의 감정이 찾아오는 것이다.

슬퍼서 우는 것인지, 아니면 울어서 슬픈 것인지는 오래전부터 뇌과학과 심리학의 중요한 문제였는데, 현재는 양쪽 모두 옳은 것으로 밝혀졌다. 반대로 말하면, 몸의 생리학적인 변화가 먼저 찾아오고 그것을 해석한 결과 감정이 생겨나는 흐름도 가능하다.

호흡 또는 심장 박동 제어나 자세 제어 등은 뇌간에서 전자동으로 실행된다. 몸속의 근육이나 관절은 감각 신경 또는 운동 신경을 통해 뇌에 끊임없이 정보를 보내며, 의식이 개입하는 일 없이 이것을 묵묵히 실행한다.

자기 몸의 위치와 자세, 운동 상태 등을 알 수 있게 하는 감각을 '고유 감각'이라고 한다. 고유 감각 덕분에 눈을 감고 있어도 물건을 잡을 수 있으며, 발밑을 보지 않고도 걸을 수 있다. 자세 제어에서는 몸이 얼마나 기울어 있는지, 회전하고 있는지 감지하는 평형 감각도 중요한데, 이 감각은 귓속에 있는 반고리관이 담당한다.

여러 장기와 기관의 활동을 동시에 제어하는 시스템은 자율 신경계가 담당한다. 그중에서도 특히 내장과 뇌의 커뮤니케이션을 담당하는 부교감 신경은 소화 기능 등을 제어할 뿐만 아니라 내장의 감각을 뇌로 보낸다.

이런 의식되지 않는 정보들은 뇌간뿐만 아니라 소뇌나 변연계 등 다양한 부위와 면밀하게 연락을 주고받으며 일을 확실히 처리한다.

또한 몸에는 다양한 변화를 감지해 조절하거나, 원래대로 되돌리거나, 일정하게 유지하는 작용이 있다. 몸의 변화에 동반해서 방출되는 호르몬은 변화에 대응하고 적응하기 위한 조치의 일종이다. 예를 들어 식후에 혈당치가 상승하면 그것을 재빠르게 감지하고 원래 혈당치로 되돌리기 위해 인슐린을 방출한다. 또한 다양한 스트레스를 받을 때 이에 대응하기 위해 방출되는 스트레스 호르몬은 몸에 매우 다양한 변화를 불러온다. 이런 것들은 우리가 느끼지 못한 채 실행되며, 반대로 아무리 멈추려 해도 멈출 수 없다.

우리가 '뇌'라고 생각하는 부분은 사실 뇌의 일부분에 지나지 않는다.

뇌만 이해해서는 제대로 이해했다고 할 수 없다

나는 뇌에 관해 알고 싶어서 뇌 연구자가 되었다. 처음에는 뇌에 관해 알면 모든 것을 알 수 있으리라 믿었다. 그러나 깊이 공부할수록 뇌만 이해해서는 뇌를 제대로 이해할 수 없다는 생각이 들었다.

수조에서 배양되는 뇌의 그림을 종종 본다. 뇌가 있어도 몸이 없으면 진정한 실체를 느낄 수 없을지 모른다. 최근 화제가 되고 있는 메타버스라는 가상 현실 세계는 시각과 청각만 갖춘 세계에 불과하다.

지금까지 이야기했듯이, 인간의 몸의 감각은 고유 감각, 평형 감각, 내장 감각 등으로 구성되어 있다. 물론 가상 세계에서 전부 재현할 필요는 없지만, 시각과 청각만으로는 몰입감을 얻기 어려울 것이다. 4D 영화관에서는 더욱 몰입감을 주려고 좌석의 기울기나 냄새, 바람 등의 정보를 가미한다.

한편 명상이나 마음 챙김은 오감의 정보를 차단해 평소에 느낄 수 없는 고유 감각, 평형 감각, 내장 감각 등과 마주함으로써 자신의 진정한 모습을 알도록 돕는지도 모른다.

뇌과학으로 '마음'을 이해할 수 있을까?

끊임없이 변화하는 것

마음이 뇌의 작용이라는 생각은 현재 완전히 시민권을 얻었다. 마음에 관해 알려면 먼저 뇌를 알아야 한다는 생각에서 이 책을 손에 든 독자도 있을 것이다.

그러나 지금까지 살펴봤듯이, 뇌만 이해해서는 뇌를 제대로 이해할 수 없다. 몸은 시시각각으로 변화하는 뇌를 둘러싼 환경의 센서이며, 오감이나 고유 감각, 평형 감각, 내장 감각은 최종적으로 전기 신호로 한꺼번에 변환되어 뇌로 보내진다. 뇌는 그것을 통합해 계산한 뒤 그 결과를 몸에 피드백한다. 다만 뇌의 계산이 반드시 완벽하지는 않기 때문에 현실과의 오차에 관한 정보를 다시 뇌로 돌려보내 수정하고 학습한다. 이렇게 해서 뇌 속에 외부 세계의 모델을 만들고 계속 시행착오를 반복하면서 업데이트하는 것이다.

그 과정에서 생겨나는 것이 마음이다. 그렇다면 마음은 대체 어떤 뇌의 작용일까? 뇌가 마음의 거처라고 하지만, 마음을 만들어 내는 전문 영역이라든가 회로가 있는 것은 아니다. 뇌세포나 뇌 내 물질, 혹은 그 주위를 둘러싼 뇌 내 환경이 있을 뿐이다. 그런 것들은 시시각각으로 상호작용하면서 관계성을 변화시켜 나간다. 이 변화 자체가 마음이며, 계속해서 변화하는 것이 마음의 활동에 중요하다고 할 수 있다. 한마디로, 마음의 실체는 존재하지 않는다고 할 수 있다.

예를 들어 시간을 나타내는 시계는 분해하면 톱니바퀴와 나사, 스프링 등의 더미가 된다. 이것들은 더 이상 시계가 아니다. 뇌도 마찬가지다. 뇌세포를 막연히 모아 놓는다고 해서 뇌가 되는 것은 아니다. 그것이 적절한 상호작용을 계속하는 것이 중요하다.

불교에서 말하는 '색즉시공 공즉시색(色卽是空 空卽是色)'에 가깝다. 이 말은 만물에 항상적인 실체는 없으며 끊임없이 변화하는데, 그 변화 자체가 존재라는 의미다. 마음에는 실체가 없을지 모르지만, 뇌가 짜여 있는 규칙을 알고 그것이 어떻게 서로 관계를 맺는지 다양한 각도에서 관측하면 마음을 이해할 수 있을 것이다. 뇌과학은 이를 위한 학문이다.

마음 이론

마음은 인간에게만 존재할까? 동물에게도 마음이 있을까?

그 메커니즘을 잘 알지 못해도 우리는 마음이 있다는 것을 막연히 이해한다. 그러나 어렴풋이 이해하는 그 마음조차 뇌의 착각일지 모른다는 견해도 있다. 예를 들어 우리는 갓 태어난 아기나 동물에게도 마음이 있다고 믿는다. 어쩌면 2차원 그림이나 컴퓨터 화면상에서 상호작용하는 두 개의 기하학 모양 또는 도트 그래픽에서조차 어떤 의도나 생각 같은 것을 느낀 경험이 있을지도 모른다.

사실 이것은 정상적인 반응이다. 뇌에는 '마음 이론'이라는, 다른 사람의 마음을 추측하고 이해하는 능력이 있다. '다른 사람도 나와 똑같은 마음을 갖고 있을 거야'라고 생각하는 것이다. 이를테면 '내가 즐거우니 상대도 즐거울 거야'라고 생각할 뿐만 아니라, '나는 즐겁지만 상대는 즐겁지 않을지도 몰라'와 같이 상대의 관점에서 생각할 수도 있다. 다만 대여섯 살은 되어야 이런 생각을 할 수 있다.

지금까지 연구에서 동물에게도 마음이 어느 정도 있는 것으로 밝혀졌다. 그러나 그것이 반드시 인간과 같은 마음이라는 확증은 없다.

어쨌든 깊이 파고들면 이런 마음의 활동은 뇌세포나 뇌 내 물질에서 만들어지므로 굉장히 연약하고 모호하며 쉽게 부서진다는 것을 알 수 있다. 그렇게 생각하면 지금까지 당연하게 여겼던 마음이라는 것이 기적처럼 느껴지지 않는가?

내가 '나'라는 것을 어떻게 알까?

의식이란 무엇인가?

의식에는 자고 있지 않다, 깨어 있다는 의미도 있지만, 내가 '나'임을 안다는 의미도 있다. 최근에는 아침밥을 꼬박꼬박 먹어 영양을 충분히 섭취하거나, 세미나 등에 참석하거나, 미래를 내다보고 투자 또는 자격증 취득을 위해 공부하는 것을 '의식이 높다'고 표현한다.

이것도 결국은 되고 싶은 '나'라는 존재를 확실히 알고 있다는 의미로 이해할 수 있다.

내가 지금 이곳에 존재한다는 감각은 동물에게도 있다. 이것을 '지각'이라고 표현할 수 있겠다. 반면에 나라는 존재를 안다는 의미에서의 의식을 '자기의식'이라고 한다. 어떤 동물은 거울에 비친 모습을 보고 자기임을 인식하는 것 같다는 보고가 있다. 그러나 인간도 아기가 거울 속 모습이 자기임을 깨닫는 데 1년 반 이상 걸린다.

내가 나임을 아는 이유는 뭘까? 어제의 나와 오늘의 나는 정말로 같을까? 자는 동안 겉모습이 완전히 똑같지만 다른 몸으로 바뀌었다 해도 똑같은 나라고 생각하지 않을까?

사실 우리 몸은 세포의 층위, 물질의 층위에서 밤낮으로 교체되고 있다. 그래서 10년 전의 나와 지금의 나는 물질적으로 완전히 별개라고 해도 과언이 아니지만, 그럼에도 나는 연속된 나임을 느낀다.

우리의 의식 있는 뇌가 입력받을 때는 무의식 부분에서 대부분 처리가 완료된 상태인 경우가 많다. 그러나 우리의 의식 있는 뇌는 그것을 처음부터 직접 계획하고 실행했다고 해석하는 경향이 있다. 외부로부터의 다양한 입력이나 의문을 무의식적으로 차례차례 처리해 주는 존재가 있는 것이다. 그것을 앞뒤 맞게 해석한다면, 그곳에는 틀림없이 연속된 내가 존재할 것이다.

이것이 자기의식의 정체라고 주장하는 설도 있다. 자기의식은 뇌가 보여 주는 착각이라는 것이다.

우리의 뇌가 연속된 내가 있음이 틀림없다고 해석하는 이유 중 하나로 일화 기억을 꼽을 수 있다. 과거에 있었던 일을 변함없이 기억하고 있으므로 같은 나라고 생각할 수 있다. 참고로, 일화 기억을 지닌 동물은 현재 거의 보고되지 않아, 일화 기억은 인간 고유의 것으로 여겨지고 있다.

자신이란 무엇인가?

이제 자신이란 무엇인지 조금 철학적으로 생각해 보자.

기억을 계승하고 있다면 나라고 할 수 있을까? 예를 들어 미래에는 기억을 온전히 컴퓨터에 업로드한 뒤 다른 몸에 다운로드하면서 계속 살아가는 공상 과학과 같은 일이 가능할지도 모른다. 혹은 어떤 애니메이션 주인공처럼 '새로운 얼굴'로 교체하면서 늘 건강하게 살 수 있을지도 모른다.

클론 기술로 겉모습과 유전자가 완전히 동일한 내가 만들어지고 그 클론이 완전히 같은 기억을 공유하고 있다면 그것은 나일까?

그렇다면 나를 분자의 층위까지 분해해서 전송하고 전송한

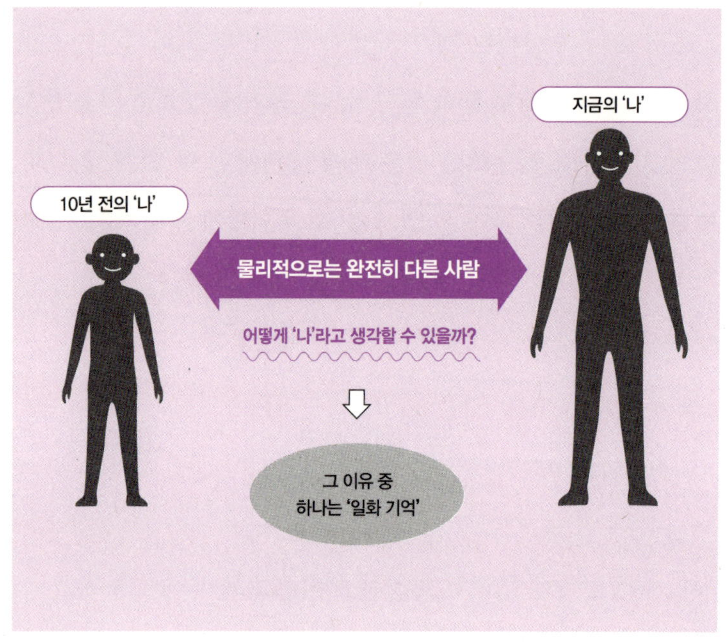

곳에서 재구성하는 '순간 이동 기술'이 개발되었을 때, 순간 이동 전과 후의 나는 같은 존재일까?

그것은 다른 내가 아닐까? 완전히 같은 몸, 완전히 같은 기억을 지녔는데도 분기한 순간부터 다른 사람이 되어 버리는 이유는 무엇일까?

그것은 다음 순간부터 겪을 경험이 다르기 때문이다. 그러면 나라는 존재는 기억에 깃드는 것이 아니라, 뇌가 지금 이 순간에 하는 경험 자체라고 할 수도 있다.

뇌과학이라는 학문은 먼 미래에 '나란 무엇인가?'라는 의문에 대답할 수 있을지도 모른다. 그러나 '왜 나는 나인가?', '왜 나는 나여야 했는가?'라는 의문에는 절대 대답할 수 없을 것 이다.

여러분이 직접 그 답을 찾아보기 바란다.

나가며

고등학생 시절 뇌 연구를 지망했을 때는 뇌에 관해 알면 인간의 모든 것을 알 수 있을 거라고 생각하며 흥분된 마음으로 대학 문을 두드렸다. 지금도 그 마음은 퇴색하지 않았지만, 뇌에 관해 알아 갈수록 뇌만 이해해서는 뇌에 관해 제대로 이해했다고 말할 수 없다는 생각이 강해졌다.

지금까지 이성 있는 뇌야말로 인간의 본체라고 믿어 왔지만, 그 생각도 조금씩 흔들리고 있다. 뇌를 연구하는 당사자가 그런 생각을 하면 어떡하느냐며 더 노력하라고 채찍질하는 목소리가 귓가에 들리는 것 같다. 그러나 뇌는 그만큼 복잡하며, 그렇기에 재미있다는 이야기임을 이해해 줬으면 좋겠다. 금방 답을 알아낼 수 있다면 재미없지 않겠는가?

알면 알수록 뇌는 자신이 만들어 낸 환각의 세계를 살고 있으며 현실 따위는 존재하지 않는 것 아니냐는 생각을 감출 수가 없다. 그러나 이런 생각은 사실 오래전부터 불교 등의 동양 사상이나 수많은 문학가와 예술가가 저마다 시행착오를 거치며 깨달음을 얻어 도달한 생사관(生死觀) 중 하나다. 내가 굉장히 좋아하는 시 한 편을 소개하겠다.

휘날리는 벚꽃 아래를 표연히 걷노라면
일순간
명승이 된 것처럼 깨달음을 얻는다
죽음이야말로 상태(常態)
삶은 사랑스러운 신기루임을
−이바라키 노리코, 〈벚꽃〉

이 책을 집필하는 동안 따뜻하게 격려해 주신 PHP 에디터즈 그룹의 사구치 슌지로 씨에게 감사 인사를 전한다. 또 내게 생각의 단서를 주신 '인스피! 세미나' 참가자 여러분, 모나이 연구실 여러분에게도 고맙다는 인사를 하고 싶다. 그리고 이바라키 노리코의 훌륭한 시를 가르쳐 주신 은사 미야카와 히로요시 선생님과 아버지에게도 감사를 전한다.

나의 일화 기억에 가장 선명하게 각인되어 있고 지금도 힘들 때 마음의 의지처가 되는, 고향 하코다테에서의 소중한 추억을 만들어 준 친구들, 조부모님, 부모님에게 각별한 감사를 전한다. 마지막으로, 나와 희로애락을 함께해 주는 아내와 딸이 있음을 행복하게 생각한다.

모나이 히로무

참고문헌

구도 요시히사, 《개정판 더욱 잘 이해되는 뇌신경 과학—역시 뇌는 놀라워!(改訂版 もっとよくわかる!脳神経科学 やっぱり脳はとってもスゴイのだ!)》, 요도샤, 2021년.

모나이 히로무, 《뇌를 관장하는 '뇌'(脳を司る「脳」)》, 고단샤 블루백스, 2020년.

미야카와 히로요시·이노우에 마사시, 《뉴런의 생물물리 제2판(ニューロンの生物物理 第2版)》, 마루젠출판, 2013년.

쓰보이 다카시, 《지식 제로에서 시작하는 도쿄대학교 강의—그랬구나! 인간의 생물학(知識ゼロからの東大講義 そうだったのか!ヒトの生物学)》, 마루젠출판, 2019년.

M. F. 베어·B. W. 코노스·M. A. 파라디소 저, 후지이 사토시 감역, 《베어·코노스·파라디소 신경과학—뇌의 탐구 컬러판 개정판(ベアー コノーズ パラディーソ 神経科学 脳の探求 カラー版 改訂版)》, 니시무라서점, 2021년.

데이비드 마이어스 저, 무라카미 이쿠야 역, 《마이어스 심리학 컬러판(マイヤーズ心理学 カラー版)》, 니시무라서점, 2015년.

데이비드 이글먼 저, 오타 나오코 역, 《당신의 뇌 이야기—신경과학자가 밝혀내는 의식의 수수께끼(あなたの脳のはなし 神経科学者が解き明かす意識の謎)》, 하야카와서방, 2019년.

마이클 S. 가자니가 저, 시바타 야스시 역, 《인간이란 무엇인가—뇌가 밝혀내는 '인간다움'의 기원(人間とはなにか 脳が明かす「人間らしさ」の起源)》〈상·하〉, 지쿠마학예문고, 2018년.

칼슨 저, 다이라 마사토·나카무라 가쓰키 역, 《제4판 칼슨 신경과학 텍스트—뇌와 행동(第4版 カールソン神経科学テキスト 脳と行動)》, 마루젠출판, 2013년.

세상에서 가장 쉬운
뇌과학 수업

초판 1쇄 인쇄 2026년 2월 27일
초판 1쇄 발행 2026년 3월 6일

저자 모나이 히로무
옮긴이 김정환
감수자 이슬기

발행인 김기중
주간 신선영
편집 백수연, 이현미
경영지원 홍운선
펴낸곳 도서출판 더숲
주소 서울특별시 영등포구 당산로41길 11, E동 1410호 (07217)
전화 02-3141-8301
팩스 02-3141-8303
이메일 info@theforestbook.co.kr
페이스북 @forestbookwithu
인스타그램 @theforest_book
출판등록 2009년 3월 30일 제2025-000114호

ISBN 979-11-94273-34-9 (03510)